The Law of Attraction & EFT

すべての望みを引き寄せる法則

夢を叶えるタッピング

ブレンダ
EFT-Japan代表

春秋社

この本を母にささげます。

六八歳にして、人はいくつになっても、素直さと受け入れの心があれば、大きな変化を遂げることのできる、すばらしい可能性をもった存在だということを示してくださったことに感謝を込めて。

はじめに

私が法則と「はじめて」出会ったのはおよそ一三年前のことです。

離婚をし、二人の子どもをそして母親とともに住んでいました。いまでもあの一年が私にとって大きな転機だったと感じられます。その年はこれでもか、これでもか、というように何度も何度も災いが降り注いだ一年でした。

借金返済のため昼夜働き、疲れていた毎日のなかで、職場の人間関係もうまくいかず、偽りのうわさを立てられ、「一生懸命に働いているだけなのになぜ？」と日々悩んでいました。

結婚を約束していた人もいましたが、妊娠をしていることがわかり、「時期ではない」との理由で中絶をしました。その後、私は体調を壊し、片方の卵巣を摘出することになり、彼と相談をして、もうすでに私には「子どもが二人いるのだから必要はないだろ」と言われ、「手術のついでに」避妊の手術を行ないました。

手術が終わり、しばらくしたころ「子どもを産めない女性とは結婚しないほうが良いと勧められている」と彼に言われ、大きな衝撃を受けたことはいうまでもありません。

この同じ時期に母とも仲違いをし、誰に相談をしたらよいのかわからずに一人で途方にくれていました。

ただただ「信用できる人は誰もいない、信用したときに裏切られる」との思いが頭から離れず、毎日を暗闇のなかで過ごしていたのです。

そんなある日、職場のパソコン用の椅子から座ったままの姿勢で滑り落ち、突き出している椅子の足の上に思いっきり尻餅をつき、尾てい骨にひびが入る怪我をしてしまいました。

全治一〇日ほどの怪我でしたが、それまでに何度も何度も引っ切りなしに辛いできごとが続いていただけに、私にとっては身体的にというよりは、精神的に大きなダメージとなりました。

職場を休むことになり、病院通いをしていましたが、もちろん動くのも苦痛で、誰にも頼ることができず、惨めな思いでいた私は、「私ってなんて不幸なの」と自分の人生を恨む日々を過ごしていたのです。

もう自分の力ではどうしたらよいのか、考える力もなくなり、体中が引きつけを起こすほどに泣き、震えながら「神さま、これ以上何があるの！　私にどうして欲しいのよ！　もうこれ以上苦しみたくない！　助けて！」と懇願しました。そしてその夜は答えを得ないまま泣きつかれて眠ってしまいました。

その翌日、通院の帰り道にある書店にふと立ち寄りました。身体的にも辛いはずなのに、なぜか「そこへ行きたい」との思いがこころと身体を動かしていました。そして、その書店で一冊の本と出会ったのです。

当時は精神的にも疲れていたため、日本語の書籍を読むのが苦痛でした。それで、すぐに洋書のコーナーに向かい、数少ない本の中から一冊を手に取りました。

それがウエイン・ダイアーさんの『Pulling Your Own Strings』でした。この本をパラパラとめくっていると、ところどころ浮かび上がってくる言葉に意識が向けられ、私のなかで何かが動きはじめたのを感じたことをいまでも覚えています。

正直いって、金銭的にもその一冊の本を買う余裕はありませんでしたが、どうしても手放すことができず、結局購入をし、家へ持ち帰りました。

その夜、私はむさぼるようにその本を読み、泣いたり、納得したり、考えたり、ぼーっとしたり、落ち込んだかと思えば、急に力が湧いてくるのを感じて立ち上がったり、そして再び泣いたりのくり返しで、一夜にしてすべての感情を出し切り、疲れきって眠りについたのを覚えています。

一晩で本を読み終え、翌朝目が覚めたときには異なる自分がいることに気づきました。眠っている間に私のなかに大きな変化が起きていたのです。

なぜこれまで、自分がいつも「災い」のなかにいたのかを理解しはじめていました。すべて私自身が作っていた！　借金も、職場の人間関係も、恋愛も、病気も、妊娠そして中絶も。**そう、すべては誰かがではなく、私が作り出して引き寄せていたものだったのです！**

このことに気づいてすべてが納得できました。

＊

私は子どものころからネガティブをいつも引き寄せていたのです。アルコール中毒の父親、そしていつも悲しんでいる母親を見ていただけではなく、周りにいる人々のほとんどがネガティブな考えのなかで生活をしていたので、幼いころから私はそれが当たり前なのだと思っていました。幸せはありえない、そう信じていたのです。

父親のことでいつも悲しんでいる母を見ていた私は、いつしか父を信用できなくなっていました。こんな最低な夫、そして父親はいないとまで思っていました。そして、思った通りにそれを証明する日がやってきました。

小学校五年生の私は父親に犯されたのです。

はじめは何が起きたのかがわからず、ショックで体中が震えていました。もちろん誰にも言えず、恐るおそる母や従兄弟たちが遊んでいる庭に行きました。ショック状態の私に気づく人は誰もおらず、いまでも自分がどのような状態でその場に戻って、留まったのかを覚えていません。覚えているのは、寝てしまった父親を起こさないようにして静かに横を通り、外へ逃げたことだけです。

この出来事によって私のなかには「男性はいかがわしい、信じられない」という種が植えつけられました。そしてその後、その種は「男性は信じられない」という状況をさらに引き寄せ、それからの私は「信じられない男性」をいつも引き寄せていたのです。

いまの私は、過去を振り返ってみたときに、すべての男性が信じられない人ではなかったことがわかります。これまでにお付き合いした人のなかには、本当に正直で誠実な人もいました。

でも「信じられない」の種を持っていた私は常に相手の悪いところを探し、「ほらね、やっぱり思ったとおり」という肥料を種に注いでいました。ネガティブな肥料を注がれた種はどんどん育ち、ますます大きくなり、恋愛を何度くり返しても、どんな男性と交際したとしても、「裏切られる」という実を生み出していたのです。

振り返って見たとき、私がいかに力強い引き寄せをしていたのかが見えてきます。本当にいつも思った通りになっていました。それも、ものの見事に……。

男性だけではなく、女性からも肥料をもらっていました。なぜかパートナーから裏切られている女性が周りにいて、「やっぱりね」と思える話がいつも耳に入っていました。これもすべて私が引き寄せたものです。

*

一冊の本との出会いによって、このことがやっとわかった私は早速「人生改造」をはじめました。ネガティブな考えでこれだけのものを作り出した私がいることを認め、すぐに意識を変える作業をはじめました。いままでネガティブな種をまき、そこに肥料を与えていたため、私のこころの庭は雑草だらけであったことに気づきました。

そして花を咲かせたいならポジティブな種をまき、肥料を与える必要があることを意識して、毎日ポジティブなイメージを作り出すことに力を注ぎました。

一週間経ったころに、一つまた一つと花の芽が現われはじめました。はじめはとても小さな花ばかりでしたが、その花がちゃんと咲いていることを認識して喜びました。新たな出会いから励まされ、人間関係も改善されました。

身体も回復し、それまでにない元気が湧いてきました。私のイメージ一つで、こんなにも周りの状況が変わるのだと不思議でなりませんでしたが、こころから感謝の気持ちでいっぱいになりました。

そこから人生が大きく変わり、いまの私に至っています。三〇数年間伸び放題になっていた雑草はかなりのものです。いまでも雑草がまだ残っていることにときどき気づきながら、さらに取りのぞく作業を行なうことがあります。

でも一〇数年前と大きく異なる点があります。それは雑草を取っていく作業がいまではとても楽にできること、そして花の種を植えたとき、その花が咲き誇るのがとても早くなったことです。

一〇数年前の私は、「こころの庭」を手入れするのにすばらしいツールがあることを知りませんでしたが、いま私はそのシンプルなツールを手に入れ、とても簡単にイメージ通りの庭を創造することができています。このツールも私が一〇数年前に意識を変えたことが大きく影響をし、引き寄せたものだと感じています。

その素晴らしいツールとはＥＦＴ（Emotional Freedom Techniques）です。ＥＦＴとは、こころと体をリラックスさせ、いくつかのツボをキーワードとともに軽く叩いていくことで、ネガティブなイメージを取りのぞき、ポジティブなイメージを体になじませていくというテクニックなのです。

ポジティブの花を咲かせたいと思っていても、雑草が庭中にあっては、健康的で美しい花は咲きません。そこでEFTにより雑草を取りのぞいて、その後に引き寄せたいものの種をまくことで、思い通りの庭を育てることができるようになります。

EFTというツールをあなたにも使っていただき、引き寄せの法則を意識したこころの庭をぜひ育てて欲しいと思っています。この本が、あなたが既に持っている力を引き出し、それを思い通りに使いこなす助けになれば嬉しく思います。

これまでのあなたは自分が力を持っているにもかかわらず、それにまだ気づいていないだけなのです。だから、この本を通してその力を思い出していただきたいと思います。そんな思いでこの本をお届けします。

あなたにはあなたの人生を望みどおりに創造する力があります。誰の助けも必要ありません。あなた自身が変えていくのです。この本を読み終えたころにはその方法がわかっているでしょう。そしてあなたのこころの庭にある雑草に気づいたら、取りのぞきはじめてください。

そしてきれいになった土に望み通りの種を植えてください。あなたのこころの庭は見事に変化するでしょう。咲きはじめた小さな花に気づき、そこに愛と感謝の肥料を注いでいけば、あなたのこころの庭は、すぐにあなたにこたえてくれるようになります。そして、あなたの現実の世界に素晴らしい花をいっぱい咲かせるようになるでしょう。

こころの庭は、こころのなかでのみ感じるものではありません。あなたの現実に現われてきます。あなたの現実の世界を、あなたが自らまいた種で作り直すことができるのです。

愛の種をまいたなら、愛が現実に現われます。お金の種をまいたなら、お金が現実に現われます。成功の種をまいたなら、成功があなたの現実に現われます。あなたが望む種は、あなたが自由にこころのなかでまき、それはすべてあなたの現実において刈り取ることができるのです。

あなたはあなたの世界の庭師であり、創造者でもあります。望み通りの庭、そして現実の世界を作り出してください。そしてさらに同じようなこころの庭を育てる「庭師」の仲間をぜひ増やしてください。引き寄せてください。

いまの世界が必要としているのは、美しい花を咲かせているこころの庭を持った人々なのです。

人生は楽しむためにあります。でも、そのことに気づいている人はまだまだ少ないようです。私たちは自ら作り出している人生を歩んでいます。これまでは無意識に種をまき、創造をしていたために雑草だらけの庭があるだけです。

これからは意識的な庭師になりましょう！　そして喜びと感謝をいっぱい注いで、ぜひ一緒に美しい花をたくさん咲かせましょう！

豊かな心の庭をもった仲間が増えることを楽しみにしています。

ブレンダ

すべての望みを引き寄せる法則――夢を叶えるタッピング

目次

すべての望みを引き寄せる法則——夢を叶えるタッピング

引き寄せの法則・10のステップ　フローチャート

【First】

ステップ①いまの状況に気づき、その状況を自分が創造したことに気づくこと
ステップ②それを作りだした自分を認めること
ステップ③変わることができる自分を受け入れること
ステップ④自分の感情に気づくこと
ステップ⑤自分の思考に気づくこと

【Second】

ステップ⑥望みをイメージし、感情を込めること
ステップ⑦望みが現われることを信じ、手放すこと

1：ＡＳＫ（望む）
2：ＡＮＳＷＥＲ（答え）
3：ＡＬＬＯＷ（許し、受け入れる）

［楽しい実践法］
- 自分への手紙
- ヴィジョン・ボード
- 宇宙への注文書　etc

【Third】

ステップ⑧感じたままに行動すること
ステップ⑨感謝をすること
ステップ⑩喜びを目標に生きつづけること

☆①〜⑩のステップにおいて、ポジティブなイメージが持てず、ネガティブになってしまう場合には、軽くツボを刺激するＥＦＴ（Emotional Freedom Techniques）によってネガティブな感情を取りのぞき、ポジティブな感情を持てるように整える。

第一章……引き寄せの法則ってなに？

■引き寄せの法則の素晴らしい先生方

私が「引き寄せの法則」を意識しはじめたのは、一〇数年前にウエイン・ダイアーさんの本に出会ったのがきっかけとなりましたが、そのときは「引き寄せの法則」とは言っておらず、**「信じるものは現われる」**という考えでした。

それ以来、数多くの本や講座から学び、さらにこの法則を研究することができ、感謝しています。研究をすればするほど、自分自身のことが理解できるようになり、ネガティブなものも、ポジティブなものもすぐに引き寄せている自分がいることに、気づくことができています。

ウエイン・ダイアーさんはもちろんのこと、オープラー・ウインフリー、アブラハム・ヒックス、ジャック・キャンフィルド、ニール・ドナルド・ワルシュ、アリエル・フォード、ルイス・ヘイ、ナポリオン・ヒル、ジョー・ビタレ、ヘール・ドースキン、など数多くの人の「法則論」から学びました。それぞれの教え方は多少は異なるものの、そこにあるメッセージ、そして基本は同じであることに気づいただけでなく、皆さんからは心に残る愛をいただいたことを感じています。

それぞれの先生方が自ら体験して学ばれたことを惜しみなくシェアしてくださっていることにも励まされています。

彼らも一人の人間として、はじめから理想の人生を歩んでいたわけではなく、孤児院で子ども時代を過ごした人、長い間ホームレスだった人、理想の愛を四〇年以上探していた人、裏切りや孤独を体験してきたといった人たちばかりです。そして法則を知り、自ら人生を作り変えた人々です。特別な人は一人もいません。みながすべて同じ力を持っています。私も、そしてあなたも同じです。

それに気づいたときに私の人生は変わりました。そしてこれからはあなたがこのことに気づくことであなたの人生は変わりはじめます。

この本を通して、私が学びそして気づいたことを、できるだけわかりやすくお伝えしていきます。

大切なことは「信じる」ことです。

ここで紹介する考え方は、これまであなたが教えられたものとは大きく異なるものもあるでしょう。そして、あなたの考え方や意識の持ち方を大幅に変えることになるかもしれません。でも、もしあなたがいまの人生に満足をしていないのなら、自分の人生を見直すきっかけにして欲しいと思います。そして、すでに理想の人生を歩んでいるのでしたら、この本を通してより多くの喜びを感じ、そしてあなたの理想の人生を持続させて欲しいと思います。

■引き寄せの法則ってなに？

私たちはすべて同じ無限の力、そして法則を使っています。

それは**「引き寄せの法則」**（The Law of Attraction）なのです。

これは法則ですので、引力の法則がすべての人に働いているのと同じように、引き寄せの法則もすべての人に公平に働いています。これは特別な人だけが「操《あやつ》れる」ものではありません。あなたも気づいていなかっただけで、すでにこの法則によって自分の世界を作り上げているのです。

あなたの人生にいまあるもの、そしていつも現われるものはすべてあなたが引き寄せたものです。このことを理解したとき、そして自分の世界に責任を持ったときに、あなたは本当にほしいものを手に入れる「コツ」をつかみ、思い通りに自分の世界を創造することができるようになります。これが、第二章で紹介する、引き寄せの法則・10のステップのステップ①になります。

現在、世界人口の一パーセントの人が世界の富の九六パーセントを所有していると言われています。

その人たちはこの法則を真実のものとして受け入れ、実践しているのです。くり返しますが、この富をも引き寄せる力はすべての人間に平等に与えられています。ただ、その方法を理解していないだけです。

この法則は私たちが常に頭のなかで描き、そして心のなかで感じているものによって動かされます。日常的にいつも考えているものには特に大きく動きます。大きな磁石のように引きつけるのです。

よく「類は友を呼ぶ」と言います。これもまったく同じことで、法則に基づいています。

私たちは自分が考えているものと同じものを呼んでしまっているのです。ネガティブなことを考えたら、ネガティブなものを自分の世界に呼び、ポジティブなことを考えたら、ポジティブなものを自分の世界に呼び入れます。あなたは考えることによって常に現実の世界に何かを呼び寄せています。

あなたは最近どのようなことを考えていますか？　それが現実に現われていることに気づいていますか？　あなたがいま欲しいと思っているものは何ですか？　そのことについてイメージしたとき、どのようなことを考えていますか？　必ず手に入ると考え、楽しみを感じているなら、間もなくそのものはあなたの現実に現われるでしょう。でも、もし不安や疑いなどを感じ、そのものが手に入るのは無理だと考えるなら、あなたが望んでいるものは現実に現われることはありません。

この法則についてはこれまでに歴史上の人物が何人も、先人としてヒントを私たちに残してくれています。リンカーン、アインシュタイン、ベートーベン、エマーソン、ニュートンなどなど、数え切れない偉人たちが、私たちにあらゆるところで言葉を残し、この法則について語っています。

そして、それぞれはこの法則によって自らの人生を作り上げてきた人ばかりであり、この法則を理解したことで目標を成し遂げられたのです。

お金、成功、恋愛、どんなものでも自分が望むものはすべて手に入る、そんな力をすべての人間が持っています。でも、それを知らない、それに気づかない、そして信じていない人が地球上の大半を占めています。いまでも、この地球上で「成功」をしている人はわずか数パーセントなのですから……。

そして、その**成功者たちの共通点は、この法則を知っている**ということです。

「そんな甘い話なんてない」って思っていませんか？　そのように疑うことで望みは遠ざかってしまいます。「でも、もしかしたらあるのかな？」って少しは希望をもちますか？　そして、その「秘密」が何かを知りたいと思いますか？

その秘密を理解するにはまず、私たちになぜ「引き寄せ」の力が働くのかを知ることが必要です。その理由を一言で言うなら、すべてのものがエネルギーであるということが関係しているのです。

■すべてのものはエネルギー

引き寄せの法則、そして引き寄せの法則をバックアップするEFTについてよりわかっていただけるように、まずはエネルギーについて少し説明をします。

エネルギーは私たちの周りのすべてにあります。逆に言うなら、エネルギーでないものはありません。あるとすればそれはエネルギー同士の間の空間です。でもこの空間にもエネルギーが存在しているという科学者もおり、実際にエネルギーではないものが存在するのか、空間そのものが何であるかは推測することしかできません。

学校の理科の時間のことを少し思い出してください。物体というものの元は原子だということを学びました。そしてその原子はさらに陽子や中性子、そして電子で構成されています。これらはすべてエネルギーですね。

近年になり「エネルギー」という言葉が広く使われるようになりましたが、すべてのものがエネルギーであるということに気づいている人はまだ少ないようです。

あなたはどうですか？　あなたがいま手にしているこの本が、エネルギーであることを信じますか？　本を読むために点けている照明、家の中にある椅子、テーブル、テレビ、パソコン、見えているすべてのものがエネルギーであることが理解できますか？　あなたの身体もエネルギーであるということが受け入れられますか？

椅子、テーブル、そしてあなたの身体を細かく精密にのぞける顕微鏡で見たとき、そこには振動しているエネルギーが見えてきます。実際に原子そのものは物体ではなく、細かく振動しているエネルギーです。そのエネルギーは空間のなかで動いており、その振動の速さによって私たちの目に形や色として現われています。

あなたがいつも座っている椅子は確かにあなたの体を支えることができます。この本も触れることができ、実際に形があります。でも、どちらも振動しているエネルギーなのです。原子が振動によってお互いを引き寄せ合い、形となっています。

物体だけがエネルギーなのではありません。私たちの周りには日常的に欠かせない、目に見えないエネルギーがたくさんあります。電波や電気がそのなかでももっとも代表的なものでしょう。電気があるからこそ、その他の物体エネルギーであるテレビ、エアコン、パソコン、電話などが使えます。いまはワイヤレスの時代になっており、携帯電話、ワイヤレスＬＡＮ、ＧＰＳなどを利用することもできます。

目に見えるもの、そして見えないもの。**私たちの世界はエネルギーで成り立っているのです。そしてそれは、私たちの思考そして感情についても同じなのです。**

■思考、そして感情もエネルギー

「思い、考え、感情」などには波動《ウェイブ》があります。私たちが考えていることは、すべて波動によって外に送り出されています。そして原子と同じように、その波動と同等のものを引き寄せ、戻ってきます。

波動には大きく分けて二つの種類があります。それはポジティブとネガティブの波動です。

ポジティブな考えを思考が送り出したとき、その波動はポジティブに送り出され、同等のエネルギーを求め、見つけ、そして引き寄せます。これはネガティブな考えについても同じことです。

ネガティブな考えを作り出したとき、それは気づかないうちに思考から送り出され、同じ波動のものを見つけます。そしてネガティブな考えをしている人は、はじめは小さなネガティブだったのに、その考えを続けているうちに、さらにネガティブな考えが浮かぶようになり、悩みを抱えるようになります。

思考はエネルギーであり、エネルギーは同等のものを引き寄せ合いますので、そのエネルギーを送り出せば出すほど、エネルギーの集合体は大きくなっていきます。

そしてそこに感情のエネルギーが加わるならば、さらに大きなエネルギー体となり、磁石のように同じものを引き寄せ、「もの」として戻ってくることがあるのです。

■あなたは毎秒何かを引き寄せています

私たちの思考そして感情もエネルギーであることが少し、ご理解いただけたでしょうか？　物理的なことを細かく知る必要はありませんが、思考と感情が常に、日常的に動いていて、あらゆるものを引き寄せているのだということを、ここで少しでも理解していただければと思います。

あなたが気づいていても、気づいていなくても、日々あなたの思考と感情は、何かを引き寄せているのです。あなたが常に考えていることは、特に大きなエネルギーの集合体となるわけですから、あなたの現実に現われてくる確率は大きくなります。その逆を言うなら、あなたのいまの現実を見渡したとき、あなたが常日頃考えていること、エネルギーを送り出していることが何かを知ることができます。

覚えていてください、あなたが引き寄せの法則を信じようと信じまいとそれは法則なので、勝手に動いています。**法則そのものにはよいも悪いもありません。**道徳的によいことでも悪いことであっても、その考えが頭のなかで作り出され、送り出されたときに、エネルギーとして合体し、戻ってきます。

ですから、本当に欲しいものがあるとき、そのことについて思考のエネルギーを作り出し、送り出すなら、それは現実として現われるようになります。

問題なのは、ほとんどの人が「欲しくないもの」についていつも考えていることです。欲しくないものについて考えていると、その波動は送り出され、欲しくないものが引き寄せられ、戻ってきてしまいます。

そして、「何でいつもこうなんだろう……」と思い悩み、その波動にはさらにエネルギーが加わり、何度も送られ、また引き寄せ、合体し、戻ってくる……そして、思い悩めば悩むほどこれがくり返され、実際の状況として現実に現われてしまうようになります。

ほとんどの人がこのことに気づいていないので、自分の思考が及ぼす影響について考えることはありません。「思うがままに」思考のエネルギーを作り出し、作り出されたものは振動し、波動になって出ています。

思い悩んでいる人は「なぜこんなに災いがいつも私に降りかかるの？」と嘆くかもしれません。しかし嘆くことでよりエネルギーが作り出され、嘆くような出来事を自ら引き寄せていることに気づいていないのです。

私たちの仕事は、まず**自分が考えていることと**に気づくことです。思考がエネルギーであり、そのエネルギーによって自分の世界が作り出されているということを受け入れ、自分が本当に欲しいものは何かを考え、そして考え続けることです。最も考えていることが確実に、現実に現われるからです。

「そんな話は信じられない」と思っている人にとって、その考えそのものが大きな壁になります。でも、この本を手にとって読んでいるということは、その可能性を少しでも考えてみようと思っているからでしょう。自分の世界を自ら望みどおりに創造したいと願っているのでしょう。

そうであれば、ぜひ最後までこの本にお付き合いください。そして、文中で紹介する法則とEFTを試してみてください。この考えを投げ捨てること自体はいつでもできます。でも、もしここに書いてあることを確実に受け入れ、行なうならば、すぐにでもあなたの世界に変化が見られるようになるでしょう。

■ネガティブな考えの習慣に気づく

プラス思考、ポジティブ・シンキング、成功法則、これらはみんな同じようにこの法則のことを教えています。でも、これを学ぶだけでは、実践が続かないのが大きな問題と感じている方が大勢います。それはなぜでしょうか?

もともとプラス思考で育てられ、ポジティブに考えることが習慣になっている人には、引き寄せの法則で欲しいものをどんどん引き寄せることは容易なことでしょう。でも大半の人は多少なりともネガティブな考えを持っているものです。ネガティブな考えそのものが「癖」になっているとも言えるでしょう。

子どもの頃から「人生は甘くない」「簡単に欲しいものは手に入らない」と教えられ、また実際に大変な思いをしながら生活をしている人たちを間近で見ているなら、そうしたネガティブな考えが力強く植えつけられることでしょう。

その植えつけられた考えを現実のなかで見ているわけですから、さらにそれを信じるようにもなります。無自覚のうちに信じるようになった、そうした考えのエネルギーは抵抗なく流れ出て、同じものを引き寄せ、さらにその考えが「正しかった」と思えるような状況を現実に現わすようになります。

こうしたくり返しをほとんどの人が行なっています。もちろん、望んでネガティブな状況を引き寄せているのではありません。でも無意識であれ、考えたことは現実になります。エネルギーがエネルギーをさらに集めて、目の前に現われるのです。このことに気づかずにいるならば、あなたが望んでいない現実に終わりはありません。目の前の現実だけを信じ、それにさらに意識を向けている以上、その現実は変わりようがないのです。

ほとんどの人は状況が変わったら幸せになると思っています。でも法則を考えたとき、それはまったく逆なのです。

幸せな出来事を考え、感じるようになったときに現実が変わるのです。

病を患っているとしましょう。体が元気になったら、気持ちが晴れて、楽しいことをしようと考えるかもしれません。でも、もし日ごろその病についてネガティブに考え、悩んでいるなら、回復への道がとても長く、遠いように感じられるでしょう。遠いと思えば思うほど、現実にその道は遠くなります。一日のなかでその病のことをネガティブに何時間も考えるなら、さらにその道は長くなってしまいます。そしてその状況をネガティブに考える「習慣」ができてしまいます。

「病は気から」と言いますが、この「気」そのものがエネルギーです。ネガティブな気を送り出しているうちはネガティブな状況が続きます。ポジティブな気を出したときに状況は変わり、健康への道に誘導されます。

このことにいつ気づくかで、その病の苦しみが大きく変わるのは言うまでもありません。病そのものも自分が作り出したのだということを受け入れ、そうであればその病を消すこともできるのだということに気づき、エネルギーの波動を変える（ネガティブからポジティブへ！）ならば、健康へと向かっていけるでしょう。

お金に対する考えも同じです。大金を「稼ぐ」には学歴が必要、並外れた才能が必要、コネが必要、多大な努力が必要だと考えているうちは、その考えに基づいた状況があなたの目の前に現われます。もし、大金を手に入れることは楽しく、簡単にできると思えば、それもその通りにあなたの現実にその証拠が現われてきます。

現実があなたの考えたとおり、信じたとおりに、すでになっているということを受け入れ、あなたの世界があなただけのものであることに気づき、そして現在の状況をすべて自分の責任として認めたなら、そこから望みどおりのあなた好みのものに作り直すことができるのです。

この法則の素晴らしいところのひとつは、どんな状況であれ、どんなに長い間その状況にいたとしても、その状況を変えることに遅すぎることはないということです。スタートラインは、常にいまこの瞬間にひかれています。そしてそこから歩き出すことも走り出すこともでき、すべてはあなたの自由なのです。

■自分の世界に責任を持つ

「引き寄せの法則」にとって、私たちが考えていることが、実際にほしいものなのか、ほしくないものなのかは関係ありません。あなたが「はい」と言うものに対して、この法則は動き出すし、「いいえ」と言うものに対しても動き出します。

そして、過去のことについて振り返っても、現在のことを思っても、未来を夢見ても、この法則は私たちがいま考えていることに対して働きだします。

その考え、思い、イメージから「何か」が創造されるのです。

そして考えれば考えるほど、次から次に現実が作り出されます。もし、あなたが何かについていつも不満を思っているなら、その不満の現わす状況はさらに作り出されていきます。

そして、そこに感情が伴えば、さらにこの創造の力は強くなります。その感情が強ければ強いほど、情熱を燃やせば燃やすほど、この法則にしたがって想像、そして創造されたものは早く現われます。

「このレストランのサービスは悪い」と思いながら食事をするなら、その思いはそこで作られ、あなたには「特別に」悪いサービスが現われます。「私が行くところはいつも人が並んでいて、いつも時間を無駄にしている」と思えば、あなたが行くところにはどこでも人の行列ができ、すぐに望むサービスを受ける機会は少なくなるでしょう。

病気についていつも考えている人は、いつも病気になります。富についてポジティブに考えている人は多くの富を手にします。辛かった過去をいつも振り返っている人には、同じような辛い経験がまた作り出されます。いつも楽しいことを考えている人には、楽しい出来事が次々と現われます。

ポジティブはポジティブを引き寄せる、そしてネガティブはネガティブを引き寄せる。このことに気づくことがとても大事で、つまり「いま」私たちが何を考えているか、ということに注意を向ける必要があります。

ネガティブな考えが習慣になっている人がほとんどです。これは生まれ育った環境によって受け継いでしまったものが多いのです。でも、いまからでも、あなたがいくつであっても、その習慣を取り払うことができます。

いまあなたが、どのような状況にあるとしても、それを他人や環境などのせいにしているかぎり、あなたの現実が変わることはありません。たとえ一時的に状況が良くなったように見えても、自分の責任でその状況がある、もしくはその状況に私が意識を向けているのだということに気づかなければ、しばらく時間が経った後に、再び同じような状況を体験することになるでしょう。これが引き寄せの法則のステップ②になります。

これは人間関係において、誰かに悪いように扱われたときも同じです。あなたが何もしていないのに他人から心または体を害されたとしても、それはあなたの責任なのです。これはかなり厳しい見解かもしれません、でもそのことを理解し、受け入れ、自分の世界に対して責任を取ったときに、害される状況は変わっていきます。

たとえば、相手から怪我をさせられることを考えていなかったとしても、その人のことをどのように思っていたでしょうか？　信用できない、怖い、怪しい、などと考えていたのかもしれません。または直接その人のことを考えていなかったとしても、あなたは「最近の私はついていない」と嘆いていたかもしれません。実際に作り出される思考のエネルギーは何通りも考えられます。一概に、原因を特定するということはできません。ただ、ここで気づかなければいけないのは、ネガティブなエネルギーはネガティブなものを引き寄せるということです。

あなたが具体的にその状況を考えていなかったとしても、その考えに似たものを引き寄せ、現実に作り出しているのです。

■あなたは磁石です

私たちはすべて磁石と同じです。いま現在、経験しているすべてのことは磁石である自分が引き寄せているものです。過去にあなたが考えたこと、そして感じたことが「あなた」という磁石によって引き寄せられ、いま、目の前に現われています。

それが理解できなくても、それは揺るがない法則として現われています。

これをいうとなかには「こんな最低な状況を望んだことはない！」と思う方がいらっしゃるかもしれません。でも、「望んで」はいなくても、どこかで考えたのです。もちろん、「ほしい」と思って考えたのではないでしょう。でも、それがたとえ「そういう状況になったらいやだ」と思っただけでも、それは「考えた」ことであり、エネルギーが動いているのです。そのことに対する思いが強ければ、強いほど、たとえ望んでいなくても、あなたの前に現われます。

「じゃ、私がこれまでいつも否定的だったから、これからそれが全部現われるの？」と心配になるかもしれません。すでに少し述べましたように、この法則の素晴らしいところのひとつは、いつでもやり直しが効くことです。

私たちが「気に入らない生活」が目の前にあることに気づき、それが自分の責任で現われたことを理解し、受け入れたときから、この法則の力を本当に望んでいるものへと集中させ、それを現実に作り出すことができます。

気に入らない状況を「他の責任」にしている以上は、望みを叶えることはできません。これはとても大事なことなので、ぜひ心に受け止めてください。たとえどんな状況であっても、「いま」はすべて自分が創造したものであることを受け入れることが必要なのです。これが引き寄せの法則のステップ③になります。

これまでは「自動運転」をしてきたと思ってください。この法則を知らなかったうちは、習慣で気づかないうちに「ほしくない」ものについて無意識に考えてきたのです。そしてそのまま無意識にそこに向かってしまい、現在に到着したのです。

でもこれからはあなた自身がしっかりとハンドルを握り、アクセルを踏み、本当に行きたい場所に自ら行けます。その具体的な方法をこれから伝えて行きたいと思っています。この法則はすべての人に与えられているもので、すべての人にそれに気づく権利があるのです。あなたもぜひ、多くの方にこのことを伝えてください。そして一人でも多くの人にこの法則を受け入れるチャンスを与えてほしいと思います。

■すべての人に備わっている第六感

自分の人生の責任が自分にあることを、受け入れることが難しいと感じる人も多いでしょう。でも、そのことを受け入れたときに、そこからあなたは自由になれます。そして、いまの現実を本当に望む現実に変えることができます。

その助けとして、私たちには、未来に待ち受けているもの、そして「いま」何を作り出しているのかを教えてくれているガイドがあります。**それは感情です。**そして感情は私たちに生まれたときから備わっている第六感ともいえます。私たちは五感（視覚・聴覚・触覚・味覚・嗅覚）については体験的に学び、そして実際に意識していますが、この感情にも五感と同じように、私たちに「注意を向けさせる」役割があるのです。

熱いものを触り続けるなら、私たちの触覚は火傷をすることを知らせます。腐っているものを口にしたなら、私たちの味覚がその危険性を知らせます。視覚は目で知らせ、嗅覚は匂いで知らせます。そして聴覚は耳で音を聞き分けてくれます。それぞれの五感は感じている状況が、自分にとって良いものなのか悪いものなのかを判断させる役割を持っています。そしてそれは感情も同じなのです。

感情はとても力強い案内役であり、私たちが意識的に使いこなせるツールになっています。感情をときどき「やっかいなもの」と思うこともあるでしょう。辛い経験をしているときは特にそうでしょう。でも実際には、感情というものは、私たちに与えられているとても素晴らしいギフトなのです。

大きく分けてこのツールは二つの感情で私たちの状況を分析し、教えています。それは「よい」と「悪い」感情です。私たちはその感情をさらに具体的に感じています。悲しい、憎い、寂しい、怖いなどが代表的な「悪い」感情で、嬉しい、楽しい、愛しい、感謝、などが「よい」感情になります。

では、この第六感は、どのように私たちの感情をとおして状況を知らせているのでしょうか？

私たちが何かを考えているとき、そこには何らかの感情が伴っています。考えたものが現実に現われるということは、すでにおわかりいただけたと思いますが、ほとんどの人は、これまでにそのようなことを意識せずに、無意識のうちに「考えて」います。そのため、気づかないうちに「ほしくない」ものを創造してしまっているのです。

つまり悪い感情を伴ったままものごとを考えてしまっていたのです。お金がないこと、借金があること、好きなことができないこと、誰かとうまくいっていないこと、病気であることなどなど、ネガティブな方向へ意識を向けてしまっていたのです。

それゆえ、お金が流れてくる、経済的に楽になる、好きなことが好きなときにできる、人とうまくそして楽しく接している、健康になっている、そうしたポジティブな方向には意識を向けていないことが多く、「……がない、……できない」ということに意識が向いてしまっていました。

引き寄せの法則では、常に意識を向けているものをさらに引き寄せるわけですから、このように「ない」ものに意識を向けている以上は「ない」状態が、引き続き引き寄せられることになります。

まず、自分がいつも何に意識を向けているかに気づいていなければ、自分が何を引き寄せているのかはなかなか見えてきません。そして、実際に何かに意識を向けているときはすでに思考がそのことに集中しているため、その意識しているものを意識している自分がいるということにはなかなか気づくのが難しいものです。

そのために第六感である感情があります。

私たちのなかには「気づく」ためのツールがきちんと備わっているのです。意識を向けているものが辛い、痛い、不愉快なネガティブ感情を作り出しているなら、それはあなたの第六感が「いま意識していることはあなたにとって害ですよ」と伝えているということなのです。そして熱いものを触り続けると火傷をすることに触覚が注意を向けていると同じように、「いま考えていることに意識を向け続けるなら、あなたが引き寄せたくないものが現実に現われますよ」とあなたに注意をうながしているのです。

もし考えていることがほしいものであれば、嬉しい！　楽しい！　ワクワクする！　安心、など「よい」感情を感じます。もし「ほしくない」ものであれば、心配、怖い、悲しい、など「悪い」感情を感じます。それが第六感である感情の役割なのです。

だから、私たちができることはまず、自分の感情に気づくことです。いま、考えていることにはどんな気持ち・感情が伴っているのかに注意を向けるだけで、自分が「よい」方に向かっているか、「悪い」方に向かっているのか、よいものを引き寄せているのか、悪いものを引き寄せているのかを知ることができます。

「よい」気持ちであれば「ほしい」ものへと向かっていて、「悪い」気持ちなら「ほしくない」ものへと向かっています。

この第六感はあなたの未来を予知しているガイドと思ってください。未来に何が待ち受けているか（あなたが何を想像し、創造しているか）はあなたの感情でわかります。

でも、勘違いをしないでください。これは一般的に言われる「よい予感」や「悪い予感」とは少し異なります。「予感」することはコントロールできないものとして考えられることもありますが、そうではなく、私たちの感情はコントロールできるものであり、コントロールし、ポジティブな方向に向けるだけで、好きな結果を引き寄せることができるのです。

ですから、もし「悪い予感」がするなら、それはいま考えようとしている、または行動を起こそうとしていることが、自分にとっては悪いことであるということに気づき、その時点で考えや行動を変えていけばいいのです。常に「いま」考えていることから再スタートートできるのです。

そして嬉しいことに「よい」感情や考えは「悪い」ものの数百倍も力があると言われています。だから、これまでネガティブだったとしても、いま、この瞬間からポジティブに変わるだけで、その力はこれまでのネガティブを追い越して未来へと向かってくれます。

この第六感の感情の意味に気づいていない人がほとんどです。あなたもそうであったかもしれません。でも感情の役割を理解することで、かならずこれからの生き方が大きく変わっていきます。

これまではネガティブに感じることが、たんに辛いことだったかもしれません。そしてそのネガティブのサイクルに巻き込まれていたかもしれません……。でも、これからは、それがあなたに対する注意シグナルであるということを受け入れ、意識の方向性を変える必要があることに気づくことができるはずです。そして、これが引き寄せの法則のステップ④・⑤になります。

そしてその結果、辛い感情を手放すことで楽になるだけではなく、目の前の人生そのものが大きく変わり、ポジティブな感情である愛、喜び、感謝などが多く感じられる状況が次から次に現われるでしょう。そして、ポジティブな感情を感じれば感じるほど、愛、喜び、そして感謝がさらに感じられる状況が引き続き、引き寄せられます。それが法則なのです。

いまどんなことを感じ、何を考えているか、そのことが未来に現われます。いまの「自分」をちょっと遠いところから観察したり、またはぐ～んと心に入り、内なる自分が何を感じているかに注意を向けてください。

自分の未来は他の誰かによって作られるものではありません。自分に責任をもって、そして楽しく、思い通りの未来を作りましょう。

■答えは自分の中にあります

感情がとても大切な感覚であることはわかっていただけたと思います。感情は思考と一緒に働き、強い磁石になって、いまあなたが思い、そして感じていることを引き寄せています。

では本当にほしいものを引き寄せたいと思うなら何が大切になるのでしょうか？　それは、**楽しく感じることをどんどん考えること**です！　「そんな簡単すぎることで実現するなんて信じられない」と思いますか？　ほとんどの人がそう思うからこそ、ほしいものを手に入れることができていないのです。

一生懸命に働かなければ収入は上がらない。そう思えばそうなります。でも、そのときにどんな気持ちになっていますか？　本当に喜びを感じながら一生懸命に働いているでしょうか？　一生懸命働くことが楽しいと心身から思えるのだったら、それは本当に「ほしい」ものでしょう。でも、もし一生懸命に働いて、疲れを感じ、もっとやらなきゃ、もっとやらなきゃという思いにいつも縛られているようなら、それは本当にほしいものとは言えません。

収入はほしいものかもしれません。そして働けばそれは手に入るかもしれません。でも、その収入を手に入れる方法自体もあなたが望んだものでしょうか？

感情は私たちのこころが望んでいるものが何かを知らせています。こころと身体で「喜び」を感じているならそれは望んでいるものです。そして自分にとって最善のものです。こころと身体が「辛さ」を感じているならそれは望んでいないことです。

少し時間を置いて、こころが何を言っているのかに「耳」を傾けてください。何を考え、何を感じるかを選べるのは自分だけです。

何かの選択に悩み、誰かに相談をしたときに、家族、友達、知人、専門家は皆あなたになにかよいアドバイスをするでしょう。でも、あなたにとっての本当の答えはあなたのなかにあります。あなた以外の人はあなたが本当に望み、あなたが喜びを感じることをすべて感じ取り、理解することはできません。

それらの人々はこころからあなたのことを思い、あなたに愛のこもったアドバイスをするかもしれません。でも、そのアドバイスがどれだけよいものであっても、それは彼らの「世界」から見た意見にすぎません。だからといって彼らのアドバイスを無視しなさいとは言ってはいません。さまざまな経験をして来られた方々のアドバイスは、とても貴重なものです。自分が経験できなかったことを彼らが代わりにしてくださったと思えば自然と感謝できます。

でも、答えはあなたのなかにあります。

そしてあなたの感情はその答えを教えているのです。

■自分を知る

それでは①〜⑤のステップをふまえて、自分というものをじっくりと知るようにしましょう。自分と会話をしてみましょう。あなたは何を考え、望んでいますか？　あなたは自分のことをどのように思っていますか？　**自分宛に手紙を書く**のも良いツールになります。信頼できる友だちに宛てているとイメージし、自分のことを思いっきり書いてください。

いまのあなたが考えていることを正直に書きとめ、そのことについてどのように感じているのかを「自分」という友達に教えましょう。すべてを一度に書く必要はありません。まず、いまあなたが気づいていることから書いてみます。あなたは何について、どのように考え、感じていますか？　それを、自分を批判することや裁くことなく書き留めてください。

一人でいる自分はどのようなことを考え、何をしていますか？　学校へ行っている自分または仕事をしている自分は何を考え、何を行なっていますか？　家族といるときの自分はどうでしょうか？　家族のメンバーによってそれは異なりますか？　好きな人といる自分はどうでしょう？　苦手な人といる自分はどんな行動を取っていますか？　そのとき何を考え、何を感じていますか？

これらのことについて自分に正直に教えてあげましょう。自分宛の手紙です。偽っても、すぐに見抜かれてしまいます（なにしろ相手は自分なのですから！）。正直に、そして素直に書きましょう。

そして書き終わったなら、封筒に入れ、封をし、大きく深呼吸をしましょう。

ここで書き終えたあなたは、あなたを知るためのワンステップを踏みました。これから書き始める人は、そのときのイメージをしてください。そして後に、次のステップを行なってください。

自分のことに目を向けたことを認め、自分を褒めましょう。たとえ何を書き、どのように感じながら書いたとしても、それを成し遂げた自分がいます。その自分を認めてあげましょう。あなたは素晴らしい努力をしたのです。

自分のことを知るための時間を取る人が数少ないなか、あなたはその時間を取ったのですから、これは素晴らしいことなのです。

日常の出来事に振り回され、自分という存在が特別であること、そして実際に認められるべきものであることに気づかない人はあなたの周りにもたくさんいるでしょう。あなたもそうだったかもしれません。でも、ここで少しの時間を取り、自分に注意を向けたことは貴重な体験となり、いままで気づかなかった世界を自ら作り出す機会ともなります。

封がされている手紙が目の前にあります。少し時間をとってからその封を開けましょう。いつあけるかはあなたの自由です。でも、その前にこころの準備を少しだけして欲しいと思います。この手紙は「友だち」から届いているものです。あなたを最も信頼し、あなたを愛している友だちです。そのことを意識して封を開けてくださいね。

愛する友だちから届いたメールを批判しながら読むことはないでしょう。大切な友だちであるからこそ、その思いを愛情を持って受け入れてあげます。そして、「ここまでよく書けたな」と感心し、感動もするでしょう。あなたの「友だち」は何を感じていますか？何を日ごろ考え、思っていますか？　それをすべて、愛情を持って受け入れてあげましょう。

■あなたはあなたであって良いのです

私はセラピスト、そして講師として多くの方々と接する機会がありますが、自分という存在を受け入れることができない人と会うことがよくあります。その理由は、子どものころのトラウマが原因であったり、親子関係が複雑であったためなどさまざまです。自分に自信が持てない、自分が受け入れられない、自分が嫌い、と言われる方がいらっしゃいます。自分を好きになることが考えられないと言う人もたくさんいます。そして自分を大事にすることはいけないことのように感じている人もいます。

あなたもそうでしょうか？　日本の社会では「犠牲になることは美しい」という考えが昔からあります。我慢することは大事である、自分を控えることは美であるとも教えられています。また自分を大事にし、好きなことをするのはわがままで自分勝手なことだと思っている人も多くいることに私は驚いています。

自分を大事にすること、自分を好きになること、自分がしたいと思っていることをすることは決してわがままでもなければ、自分勝手でもありません。もちろん、他の人がそこで関係している場合、そこにはいくらかの配慮が必要かもしれませんが、自分という存在を無視し、「他の人が望む」自分を演じる必要はまったくありません。私たちは他の人とうまく接しながら好きなことができるように、自分の世界を作り上げることだってできるのです。

でも、それにはまず自分という存在を自分自身が認めてあげることが必要であり、自分が本当に望んでいることが何であろうと、その自分を受け入れ、大事にし、好きになることが大事なのです。

自分のことが好きではない人を好きになることは難しいものです。でも、本当に自分を大事にし、自分が好きな人は輝きがあり、私たちもその人のことを好きにならずにはいられません。それは、その人が内面から輝いているからです。あなたの周りにそのような人はいますか？　周りにいなくてもテレビや映画、本などを通してそのような人をうらやましく思い、好きだと思ったことはありませんか？

本当に自分のことが好きな人はわがままではありません。自分勝手でもありません。自分というものを本当に理解し、自分が望んでいるものがわかっているので、他人から何を言われても、そこで論争をせずに穏やかにコミュニケーションができるからです。論争をすることで自分が「いやな感情」を抱くことをわかっています。

また、自分を大事にすることの大切さがわかっていますので、他の人の立場や考えを尊重することもできます。人の数だけ考えがあることを十分理解しています。そしてそれを受け入れながらも、自分に嘘をつかず、自分の感情に素直に従っています。

「悟り」に至った人とは、どのような状態に置かれたとしても平和を感じ続けられる人であるとウエイン・ダイアーさんは学び、その教えを私たちに伝えてくれています。これはどのような家庭環境、どのような仕事、どのような健康状態であっても言えることです。誰かと意見が異なっていても同じです。

その人にとっては「その人の意見」が大事であることを認めてあげ、あなたは自分の意見を大切にすることができるのです。穏やかにそのことを伝えることもできれば、静かにその場では微笑むことだってできるでしょう。無理に主張する必要はないのです。自分のなかで自分の信念を守るだけで良い場合もあります。

そしてそれができるようになったとき、あなたの周りの世界は大きく変わって行くでしょう。周りの人も驚くようなことが次々と起こり、あなたは「運の良い」人として見られるようになるでしょう。そのすべてはあなたが自分を好きになり、自分は自分であることを受け入れ、認めたことから始まります。

それでも、「そんなに急に自分を好きになんてなれません」と思うかもしれません。それでもかまいません。まずはいまのあなたを認めてください。たとえ、とても辛い状況にあり、その状況を憎んでいるとしても、その自分をまずは認めてあげてください。

多くの人がこの法則を学ぶときに間違ってしまうことは、すぐに「よい」、ポジティブな感情にならなければいけないと思うことです。もし、そう思っているならば、あなたはこの法則を試して間もなくして脱落をしてしまうかもしれません。どうしてでしょう？

それはあなたがいまいるところからあまりにも大きなジャンプをしようとしているからです。そして、自分が元々どうしてその状態にいるのかがわかっていないため、同じような状況を避ける術に気づいていないからです。

「友達」からの手紙を読むときのように、いまの自分を認め、見つめることからはじめなければなりません。ネガティブな感情を解くためにEFTを行なうさいにも、セットアップ・フレーズのなかで、まずはこの部分を言葉にしていきます。「たとえ、こんな状態であっても……」といまの状態がどんな状態であってもそこからUターンをし、好きな方向に進むことができることを自分に言い聞かせます。

悲しみを感じている自分、怒りを感じている自分、情けなさを感じている自分、寂しさを感じている自分、どんな自分であっても、それはすべて自分であり、これまでのあなたが無意識であったとしても、あなた自身が作り上げてきた自分です。そして、それでよいのです。

いまの自分が「どこ」にいるのか、何を感じているのかがわからなければ、これからの自分は変わることができません。だから、いまの自分に感謝してくださ い。認めてあげてください。

いまの自分は何年もの間にさまざまな経験をしてきたのです。すごいことじゃないですか！　さまざまな出来事をすべて経験し、いまもなおここにいるのです。頑張っているのです。たとえ自分がとても弱く感じられるとしても、間違いなくこの世界で生きているのです。これは素晴らしいことなのですよ。そのことに気づいてください。

あなたはあなたであって良いのです。いいえ、あなたであるからこそ、価値があるのです。そしてその価値を誰でもなく、あなた自身が認めてあげることです。どんな人の愛よりも、自分自身の愛を感じてください。そして自分に降り注いでください。その愛が大きくなればなるほど、あなたの現実の世界にもあふれて来ます。そして愛のある世界へと変わっていきます。

第二章……引き寄せの法則・10のステップ

■あなたの役割

人には宇宙のなかで大きな役割があると現代引き寄せの法則のリーダであるアブラハム・ヒックスは教えています。それは、私たちの考え、思い、感情が宇宙を形にしていっているということなのです。

いま、私たちの身辺に現われているさまざまな「便利な道具」もすべて、過去の人々たちが「もっと生活が楽になるものはないかな?」「移動がもっと早くできたらよいね」「掃除がもっと楽になるようなものがほしい」などといった考え、そして思いが形となったもので、現在の私たちの目の前には車や電車、飛行機などが現われ、さらに洗濯機、掃除機そしてPCなどといった形となりました。

このように私たちが「ほしい」と思うものはすべてエネルギーとして波動《ウェイブ》し、同じように振動するものを引き寄せ、そこに引き寄せられるエネルギーが形となる準備がなされます。宇宙という空間はあなたが「ほしい」と思ったものを瞬時にして準備しています。後はあなたがそれを受け入れるだけなのです。

これまでに引き寄せの法則を学び、私自身が気づいた10のステップがあります。

①いまの状況に気づき、その状況を自分が創造したことに気づくこと。
②それを作り出した自分を認めること。
③変わることができる自分を受け入れること。
④自分の感情に気づくこと。
⑤自分の思考に気づくこと。
⑥望みをイメージし、感情を込めること。
⑦望みが現われることを信じ、手放すこと。
⑧感じたままに行動すること。

⑨感謝をすること。

⑩喜びを目標に生きつづけること。

この10のステップで最も難しいのは、はじめの①から⑤でしょう。ネガティブな自分がいたことに気づくだけでもショックを受ける人がいるかもしれません。でも、そこでストップしないでください。ぜひ、その先に進んで欲しいと思います。

この前半のステップ①から⑤についてはすでに述べてきましたが、これからも関連してお伝えしていきますので、この時点でまだ正確につかんでいないと思っていてもあきらめずに、読み進めながら自分のペースで学んでいってください。遅すぎるペースはありません。自分には自分なりのペースがあり、他の誰とも比べるものではありません。ときには一歩下がることもあるでしょう。それでも良いのです。そこで気づくことができれば、再び進むことができます。

では、これから⑥から⑩までのステップについてお伝えしていきます。

■大きく分けて三つのステップ

いままでに私のブログを読んだことがある人は、その中で引き寄せの法則には三つの大事なステップがあると書いていることを思い出す人もいらっしゃるでしょう。これは引き寄せの法則をすでに二〇年以上も伝えてきているアブラハム・ヒックスが教えているもので、大きく分けるとその通り三つのステップのみで引き寄せの法則が構成されているのです。

その三つのステップとは**ASK**（アスク・お願いをする）、**ANSWER**（アンサー・答え）、そして**ALLOW**（アロウ・受け入れる、許可する）です。

ASKとはそのまま、望みを願うことです。何がほしいということを素直に思うことです。ANSWERは自動的に行なわれます。願ったものに対して瞬時にして宇宙が準備をします。そしてALLOW、これが大きな鍵です。私たちの考え、そして感情の波動《ウェイブ》を宇宙に合わせて受け入れる必要があると言われます。アブラハム・ヒックスも、これがもっとも大事な部分だと教えています。

ステップの第一段階の「お願い」（ASK）をするにはコツがあります。私たちは何かがほしい、または目標があるときはあまりにも具体的にそれを考えてしまうことがありますよね。いつまでに、どの方法で、こんな形でほしい……。そして、最後には「やっぱり無理かな。そんな状況になりそうにないな……」と思ってあきらめてしまいます。

でも、その最後の「よけいな」考えをすべてなくすことがコツなのです。お願いするときは、とにかく結果だけを考えることです。そしてそれが未来に待ち受けているという喜びを感じることです（「よけいな」考えをなくすために、ＥＦＴはとても重要な役割りをはたします）。

どのようにその結果にたどり着けるかを具体的に考えてしまうことで、結果を迎える順序を決めてしまっており、より多くの可能性を止めてしまっているのです。

山上にたどり着くための道はいくつもあります。同じように、私たちが目標にしていること、願っていることにたどり着く道も、私たちが思いつかないほど多くあります。

ですから任せることです。私たちが願うときにすることは、ただただ結果を考え、感じること。それだけです。私たちが想像する以上に、宇宙の法則は私たちの夢が叶う素晴らしい方法を知っています。ですから、それは任せましょう。

■宇宙が作り出すもの

ＡＳＫとはだれもがしていることであり、ほしいものも、ほしくはないものも、宇宙はすぐにＡＮＳＷＥＲ、すなわち与える準備をします。

これをエネルギーとしてもう一度考えてみましょう。ＡＳＫとは考えていること、感情を注いでいることです。ただ、厄介なことに、望んでいるものではなくても、たとえほしくはないものであっても、それを考え、そのことに対して感情を注いでいる以上は、それもすべてＡＳＫをしていることになるのです。

考え、感じていることの波動《ウェイブ》が送り出され、ひとつの場所に集まります。宇宙という空間のどこかですぐに創造され、「宙に浮き」、待っているのです。ここまでは誰もが簡単に、そしていつも行なっていることです。実際に宇宙という空間には数え切れない人々のＡＳＫが浮かんでいる状態で待機しています。

待機しながら何を待っているのでしょう？　私たちが波動を合わせることを待っているのです。私たちが考え、感じたことがエネルギーとなって作り出されるのは避けることはできません。

それはいままでに学んできたとおり、ポジティブなこともネガティブなことも同じです。いままでに多くのネガティブを考え、イメージし、感じてきているなら、それはすべて創造され「宙に浮いている」状態で待機しています。ポジティブなことも同じです。あなたが本当に望み、そして喜びを感じるイメージもそのまま「宙に浮いて」待機しています。

そこで三つ目のステップが重要なのです。

ALLOWとは受け入れることですが、これが最も大事なステップであり、難しいと感じるステップでもあります。この三つのステップが引き寄せの法則の基本であり、これまでに独自にこの法則を伝えている著名な人々のほとんどが、アブラハム・ヒックスが教えているこの三つのステップを基にしてお話されています。そして、私が示す10のステップもこの三つのステップが基本となっています。

では、ALLOWとは実際にどうすることなのでしょうか？　それはあなたが望むものと波動を合わせることなのです。それでは波動を合わせるとはどのようなことでしょうか？　それは自分が望んでいるものとマッチした考え、そして感情を持つことです。

あなたの現実にすでに現われているものは、すべてこのALLOWのステップによって現われたものなのです。以前に想像した考えとマッチした波動が作り出され、その波動に乗って宇宙で作り出されたものはあなたに届けられました。ただ残念なことに、このことに気づかず、ネガティブな思考と感情によって作り出されたものが、同じネガティブな思考と感情によって作り出された波動に乗って現実に現われているということが多いのも事実です。

いやだ、いやだと思っているうちに作り出されたものは、そのいやだ、いやだがさらに作り続けている波動によって届けられています。

過去に、すでにイメージによって作り出したものがあります。

何かがいやでそのネガティブな部分を想像して作り出したかもしれません。それと同時にその望まないものではなく、本当に望んでいるものを力強く願ったかもしれません。でも、現実に届けられるかどうかは、これからあなたが送り出す波動《ウェイブ》で変わってきます。

もし、あなたがネガティブに考え、感じ続けるなら、ネガティブに考えていたものが引き寄せられ、ポジティブに考え、感じるなら、あなたは望み通りのものを引き寄せることになります。

ネガティブであってもポジティブであっても、それはあなたが受け入れたものになります。いまあなたが受け入れているものは何でしょうか？　どのようなことに日々注意を向けていますか？　それに対してどのように感じていますか？　あなたがいま、受け入れている（ＡＬＬＯＷ）ものは何でしょうか？

■イメージに大事なエキス

あなたが望んでいるものが素敵な家だとします。その家を実際に手に入れたとき、どのような感情を抱くと思いますか？「そんなことを言われても、実際に手に入れていないからわからない」と言ってしまうと、望みの波動は作れなくなりますので、素直に自分のこころを開き、想像をしてください。

素敵な家そのものを具体的に想像してください。平屋ですか？ 2階建て、3階建てですか？ 何色ですか？ 部屋はいくつあり、駐車場は野外ですか、それともガレージがありますか？ 家具はどうでしょう？ 日本風ですか？ それともヨーロッパ風、またはカントリー風ですか？

そこには誰と住んでいますか？ 毎日どのようなことをして楽しんでいますか？ 愛を感じますか？ 喜びを感じますか？ ペットはいますか？ 庭には美しい花が咲いていますか？ 外でバーベキューをしていますか？

このようにできるだけ詳細にイメージをし、そのイメージを感じてください。これまでにもさまざまな成功法則や自己を見つめる教えのなかで、イメージの力に注意を向け強調しているものが数多くあります。このイメージそのものに大きな力があるのは、すでに知られていることですが、イメージだけではなく、その**イメージに感情が加わることでさらにパワーが発揮され、引き寄せの力が倍増する**のです。

催眠療法がきっかけでセラピーの世界に足を踏み入れた私は、潜在意識の素晴らしい力がこのイメージによって作り出されることを幾度も見てきました。催眠そのものは言葉によってセッションを進めていきますが、その言葉によってイメージが詳細にできればできるほど、潜在意識はそれを事実として素直に受け入れていることがわかります。

そして、その言葉がイメージだけではなく、感情をも動かし、安心感、喜び、そして感謝などが現われたとき、ほっとして涙を流しながら、自由をはじめて経験したクライエントさんがたくさんいらっしゃいます。

潜在意識が「過去の考え」を「いまの考え」に置き換えたときに、人生そのものが変わった人は少なくありません。ここでも引き寄せの法則が働いていることがわかります。それまでネガティブな考えに縛られていた縄が解かれ、潜在意識が新しく「現実」として受け入れたものが日常の考えになったとき、エネルギーに変化が現われます。そして「新しい現実」を作り出すのです。

イメージを作り出す方法は、催眠だけに頼る必要はありません。自分にあった方法で好きなイメージを自由に描き、そのイメージにあった感情を感じるだけで良いのです。イメージをする時間も一分から五分でも大丈夫です。大事なことはそのイメージに集中をし、感情を込めることです。そしてそのイメージが目の前に現われることを信じ、待つことです。

イメージを強化する方法はたくさんあります。そのすべてはたんなるツールなので、しなければならないということはなく、またすべての人に同じものが有効とは限りません。テープに自分の声で望んでいるものを録音し、それを毎日聞くのもいいでしょう。瞑想をしながら望みの世界を描くのも効果的です。雑誌を眺めながら、欲しいものを手にしている自分を想像するのも良いでしょう。

あなたにあったものをひとつ使うのも良いですし、好きなものをいくつか組み合わせてもかまいません。すべてはあなたの自由です。

私自身が気に入って、使っているイメージ・ツールは、**ビジョン・ボードと宇宙への注文書**です。私のビジョン・ボードは中ぐらいのコルクボードの真ん中に私の写真が貼り付けられています。そしてその周りには私が引き寄せたいと思っているものの写真や絵、そして言葉が貼られています。

宇宙への注文書は一冊のノートにまとめています。その表紙には「宇宙への注文」と書き、書籍と同じように目次をつけています。目次には欲しいものがすでに注文されたとしてそのタイトルをいくつも書いています。たとえば、「私の家族は健康で幸せで、それぞれが望みを叶えている」また「私は喜びを持って仕事をしている」などがあります。

そして、この目次から数ページ後に家族のことを詳しく書き入れていきます。「母はいつも健康である」「息子は無事に運転免許を習得している」「娘は幸せを感じて、安心している」「孫娘は幼稚園で元気に楽しく遊んでいる」「孫息子は健康で毎日元気に笑っている」などといくつものイメージを書き入れています。

このビジョン・ボードも宇宙への注文も想像力次第でどのような形にでもなりますので、あなたの自由な発想で描き、書いてください。そしてじっくりと想像し、その状況がすでに現われていると感じてください。

ここが大事なポイントなのでもう一度言います。**すでに想い描いた状況が現実に現われ、その喜びを感じてることが**重要です。イメージだけではまだエネルギーは弱いのです。そこにポジティブな感情が加わることでエネルギーの振動は大きくなり、波動《ウェイブ》が送られます。これがステップ⑥になります。

そこまでイメージをポジティブな感情をもって感じることができたら、つぎにステップ⑦にうつります。それはあなたがもったイメージが目の前に現われると信じ、手放すことです。

■信じて手放す？

頑張って具体的にイメージをし、そこに一生懸命感情を入れたのに、それを全部手放すの？　と思われるかもしれません。でも、この手放すというのはALLOWのなかではとても大事なステップなのです。

通常何かを注文するとき、私たちはそれを店舗で注文する場合も、テレビを見て注文する場合でも、インターネットを通して注文をした場合でも、一度注文をしたなら、その注文をしたものにずっと集中してはいませんよね？　注文をしたのだから、それは間違いなくタイミングよく、手元に届くと信じて日常の生活に戻るはずです。手放すというのはこのことと同じことです。

欲しいものを想い描き、そこに感情を注いだときに、その「注文」は送り出されます。そして、それにぴったりのエネルギーが集まりあい、あなたが注文したものは創造されます。**あなたは注文をし、期待感を持って、待つだけでいいのです。**製造者である宇宙があなたの注文を受け取り、製造していると思ってください。製造そのものの過程をあなたは知る必要はなく、もっともクオリティの高いものを届けてくれると信じるだけでいいのです。

いままでにいろいろなイメージ法をためしたけれど、うまく行かなかったという人は、ここの分が抜けていることが多いでしょう。イメージを何度も何度も一生懸命にし、それが早く現われないかなとさらにイメージをし、それを何度も行なっているうちに疲れてしまい、それが「……現われないかもしれない」というイメージにいつのまにか変わってしまっています。もう、お分かりですよね。望んでいたもののイメージが「……現われないかもしれない」というイメージに変わり、新たなエネルギーが作り出されてしまいます。

望んでいるもののイメージをし、それを十分にポジティブに味わってください。そして、その後はそれが必ず現われると信じ、製造元、そして出荷元に任せます。これが手放すということです。

ビジョン・ボードを眺めながら、「あ、楽しみだぁ！」「嬉しい！」と期待感をもって待つのはよいことです。また注文書をちらちら見ながら、「ワクワクする！」と感じるのも、もちろん素晴らしいエネルギーを生み出し、手元に届く速度を速めてくれることになります。

でも、多くの人はそれができません。常日頃の考え方の習慣がじわじわと入り込み、

「……無理かもしれない」「こんなのありえない」「非現実的だ」というネガティブな考えが忍び寄ってくるものです。

はじめは「いつ入ってくるだろう」「どんな形で入ってくるだろう」と楽しみにしていても、それが二〜三日たっても目の前に現われてこないようであれば、その思いは疑いに変わって行くかもしれません。そして、すでにあなたの扉の前で呼び鈴を鳴らそうとしていた配達員は「注文が変わった」と感じ、届くはずのものはキャンセルされてしまいます。

せっかく注文されたものを確実に受け止めるためにも、それが届くと信じて、そこに新たに生まれてくる可能性のあるネガティブなイメージが作り出されないように、イメージを一度手放します。手放し、任せることをマスターすることで、望みが早く、そして確実に届けられます。それを信じて、楽しみに待ちましょう。

■行動より感情が先

何よりも先に行動を起こすことが大事だと思っている人は多いようですが、引き寄せの法則ではイメージと感情が最優先であり、行動は後から自然についてくるものです。これまでに行動を起こすことが大事であると教わってきた人にとっては理解しにくいことでしょうが、これも法則の観点から考えると納得がいくものです。

もちろん積極的な性格の人で、行動を起こすことですべてがうまく行くと信じている人は、その信じている波動《ウェイブ》が働き、行動を起こしたときに思いのままに現実を作り上げることができるでしょう。

でも、そのような人は、そのことをすでに信じている人であることを理解する必要があります。行動を起こすことでポジティブな状況に向かって行けると信じ、そのポジティブな波動を行動を起こす前に送っているのです。

でもほとんどの人は、そこまでの強いモチベーションを初めから持っているわけではありません。「行動を起こしたら何かが見えてくるかもしれない」「○○さんに見習って行動を起こした方がよい」と自分に言い聞かせているに過ぎず、よし！　と強い意志を持っているうちは良いのですが、それを本当に信じているわけではないので、その情熱は時間が経つにつれて薄れていき、自分が取った行動がはたして正しかったのかと疑ってしまうこともあります。

自分の行動を疑いはじめ、やっぱり間違っていたとまで感じるようになってしまったら、もうネガティブの波動は動き出し、はじめにせっかく抱いていたイメージも打ち消されてしまい、あきらめてしまうでしょう。これでは法則を思い通りに動かすことはできません。

覚えておいてください。

イメージをし、そこに感情を注ぐことが先です。そして、それができたときに行動は自然におこせるようになります。それは無理をした行動でもなければ、誰かを真似た行動でもありません。あなたがイメージをし、感じたこと、そして期待していることに伴って自然に、そして多くの場合、無意識に行動を取っていることに気づくでしょう。これがステップ⑧になります。

たとえば、誰かに会いたいと思ったとします。しばらく会っていない人で、最近どこにいるのかも知らない人だとします。その人のことをイメージし、会話が弾んでいるところを具体的に想像しながら、会えること楽しみにします。

しばらくすると、突然に出かけたくなります。もともと出かける予定はなかったものの、たとえば、ほしかった何かを買いに行こうと思うかもしれません。その思いに従ってあなたはあるお店へと出かけます。そしてそこでばったり、会いたいと思っていた人と会うのです。

このように法則による行動は自然に促されるものです。また「きっかけ」となる出来事が自然に現われ、それに従って無意識に行動を取っていることがあります。

私自身もこの数ヶ月をふり返ってみると、法則に基づいて出会えた人々がいます。

その一人は『神との対話』のニール・ドナルド・ワルシュさんです。私は彼の本を読みながら多くの感動を得ているうちに、ぜひ会いたいと思うようになっていました。そしてちょうど私が東京でセミナーを開催しているときに、彼が来日していることに気づいたのです。ただ、それに気づいて彼のセミナーに行きたいと思ったその日には、すでにワークショップの締め切り日は過ぎていました。それでも、私は友だちと一緒にセミナーに参加したいと思い、ワークショップを開催する事務局にメールを送ってみることにしました。

送った日は金曜日の夜で、ワークショップの開催日は、その次の月曜日になっていましたが、事務局から返事が送られてきて、そこには「二人分のキャンセルが出ましたので受け付けます」と書かれていたのです。そこで喜んだのは言うまでもありません！　さっそく友だちにも報告をし、「運が良いことを」喜び合いながら、法則の力に感謝しました。そして月曜日の当日に実際に行ってみると、確かに定員三五〇人全員出席で満席状態だったのです。

その二ヵ月後、さらに嬉しい引き寄せがありました。

再び東京でセミナーを行ない、その最終日に出席者の皆さんとお茶を楽しんでいるときのことです。私がセミナーの参加者にハグをすることが話題に上がり、一人の参加者の発言から、愛の使者でありその開催会場に訪れるすべての人を抱きしめる、アンマというインドの女性の話に話題が移っていきました。

実は、私はそのちょうど一ヶ月前に、ある講座を通してこのアンマさんの素晴らしさを知ったばかりでした。そして、そのときは日本に来られることを考えず、アメリカのどの地域にいつ行かれるのだろうと調べていたのです。アンマさんの祝福を受けるのに直接会う必要はないと知りましたが、やはり実際に会って、感じてみたいと強く思いました。そして必ず会えると信じていました。

ですので、このときに突然アンマさんの話題がセミナーで上がってきたときには驚きました。そして、そこで初めてアンマさんが日本にも毎年来ていることを知ったのです。

その翌日は、再びお友だちと何か楽しいことをしようと約束を交わしていたので、午後から会うことになっていました。その午前中は予定がなかったので、メールをチェックしながらインターネットを観覧していました。

そして、ふっとアンマさんの日本語サイトがあるかもしれないと思い、検索してみたのです。確かにありました。そしてアンマさんのスケジュールが載せられているのに気づき、クリックしました。そうしたらなんと、ちょうどその日に来日していたのです！

私は興奮しながらすぐに友だちに電話をし、「アンマさんが東京に来ていて、今夜そのイベントが開催されるけど、行く？」とたずねました。友だちはもちろん行くと答えながら「鳥肌が立ってきた」と言いました。それもそのはずです。前回といい、今回といい、続けて会いたいと思っていた人によいタイミングで会えたのです。

この二つの出来事の場合、私はただ会いたいと思い、いつになるかは考えず、その方法も考えず、必ず会えると信じていたことが法則を上手く動かすことになりました。特にアンマさんの場合は、セミナー参加者の皆さんの会話のなかで突然に話題になり、それがきっかけで、翌日インターネットをしていたときに、ちょっと調べてみようという思いにつながったのです。

それらの行動はすべて自然に、そして無意識に取っていました。私が「会いたい、必ず会える」とイメージをしたとき、信じたことが現われるように宇宙はそこへたどり着けるように道を示してくれたのです。

この同じ方法（引き寄せの法則！）で私はこの半年の間だけでも、家族の理想どおりの家を引き寄せ、望んでいた車も引き寄せ、素敵な出会いも引き寄せています。そしてそのすべては、具体的に想像をし、実際に手に入っていることを感じ、それぞれがどのような形で現われるかを気にせずに、法則に任せたことで一番良いタイミングで入ってきたのです。

それらのどの方法も不思議と突然に行動が促されています。それまで見に行こうとも思っていなかった物件に急に行ってみることを決めたり、車が欲しいと思いながらも、ディーラに行かずに数ヶ月が経っているなかで、急にどんな車があるのだろうと考え、見に行きました。

そして、このどちらの場合も、実際に目の前にしたときに「あ、これだ！」とすぐに感じました。周りの人が「無理かも」というなかで私は確信をしていました。一般的にはハードルと思えるような状況が現われました。そして、そのどれをも私が気にせずに「大丈夫」と言っていることに首をかしげる人もいましたが、私の思いは変わらず、必ず家も車も手に入ると信じていました。そして側にいる人たちの驚きのなかで、実際に思い通りに手に入れることができました。

面白いことに、家も車もすぐにでも必要なものであったのですが、なぜか焦りはなかったのです。実際に私は他のことで忙しくしていたこともあり、あまりそれらのことへ意識を向けていませんでした。必ず理想どおりの家に出会える、満足がいく車に出会える、それを信じて待っていました。そして法則に任せたのです。

■感謝の法則

引き寄せの法則のなかで動いている法則が他にもあります、そのひとつが**感謝の法則**です。感謝の法則とはその名からイメージできる通り、感謝をすることで感謝できる状況が増えていくというものです。ほしいと思っていたものが手に入ったとき、それを喜び感謝することでさらに嬉しいこと、さらに感謝できることが次から次に現われるようになります。これがステップ⑨になります。

これは物質の場合だけではありません。状況も同じです。どんなに小さな出来事でもかまいません。感謝できるものを探すことで引き寄せの法則は強化されます。どのような状況に置かれているとしても、何か感謝できることを探してください。

朝目覚めたことかもしれません、相談できる相手がいることかもしれません、食事ができ、着替える服があることかもしれません。感謝できることは必ずあります。それを見つけて、意識して、こころから感謝をしてください。

感謝をするようになったら、現実が変わってきます。これは法則なので変わらずにはいられません。ここで大切なことは変わった現実に気づき、さらに感謝をすることです。どんなにわずかなことでも見逃さずに感謝しましょう。誰かの態度が変わりましたか？ それが劇的な変化でなくても、変化があったのなら、たとえ「これくらいでは変わったことにならない」と思えても、その小さな変化を受け入れ、感謝してください。

今月は食事にあてるお金が少し足りない、と思っていたときに、お米のギフト券をいただいたとします。そこで「お金がほしいのに」と思うか「これでお米が買えて本当にありがたい」と思うかで法則の流れは大きく変わってきます。

手に入ったものに感謝をしたとき、さらに感謝できることが現われるという法則であることを忘れないでください。

お米のギフト券を手に入れたことに感謝をすることで、さらによいものを手に入れることができるようになるだけでなく、そうしたものを引き寄せる力を持っている自分がいることに気づくことができ、そのことによって引き寄せのパワーも大きくなり、さらにそのパワーを信じれば信じるほどあなたは引き寄せの名人になります。

感謝をしたとき、そこですべてが停止すると勘違いをしている人がいます。感謝をすることイコール満足をし、それ以上を望まないことだと思っているのです。でもそうではありません。感謝をすることとは、嬉しいと思っていることに気づいてポジティブなエネルギーを出していることになります。

このポジティブなエネルギーは似たもの同士を引き寄せ、さらに感謝できるものを引き寄せます。そしてそれに気づけば気づくほど、感謝すれば感謝するほど、喜べば喜ぶほど、引き寄せるポジティブなものは大きくなり、増え続けます。

あなたは今日、何に感謝できますか？　見落としているものはありませんか？　どんなに小さなものでもかまいません。感謝できるものを探してください。そしてそれに感謝をしはじめたとき、どのような変化が起きるかを楽しみにしてください。

■子どもたちから自然を学ぶ

人生は戦いだと言う人がいます。また人生は学びの場であり、辛い出来事を乗り越えてはじめて成長できるのだと言う人もいます。そのどちらもそう信じていればそのとおりになります。でも、もし人生の目的は喜びであったならどうでしょう？　そのように意識が向けられるようになったらどうなるでしょう？　もちろん、法則に基づいてあなたの人生は喜びを感じるものになります。そしてこれが10のステップのまとめである、ステップ⑩になります。

あなたは子どもたちの様子をじっくり観察したことがあるでしょうか？　小さい子どもであればあるほど、本当に自然体で過ごしていることがわかります。人間は本来、自由で毎日を楽しむために生まれてきています。もともとは喜びの存在であり、その喜びを感じさせるものを探し、体験したいと思って誕生しているのです。

そのため、その喜びが感じられないときにはストレスを感じ、ネガティブな波動《ウェイブ》を作り出し、病気を引き寄せることもあるのです。あなた自身のこころと身体のことを考えてください。最も調子が良いときというのは喜びを感じているときではないですか？　こころも身体も私たちの思考が「忘れている」自然を感じ、伝えようとしています。喜びを感じていないことは「不自然」なのだと教えているのです。

私たちが心身ともに健康であるためには、喜びを意識して生活をすることが重要です。これが最も自然な状態だからです。この部分が難しいと感じる人もいるかもしれません。でも、とても大事なことです。楽しいことが夢の実現への近道であることを信じられないと思う人も多いのですが、それは社会が私たちにそうインプットしたことであり、私たちは「新しい真実」としてそれを受け入れてしまっているだけです。

では「自然の真実」とは何でしょう？　それは子どもたちを見ることで大きなヒントを得ることができます。

子どもたちが一番得意としていることは何でしょう？　それは遊ぶことです。遊んで楽しむことです。大人から見たら、「何がそんなに面白いんだろう？」と思えるようなことをして楽しんでいます。押入れのなかに入って楽しんだり、庭にある枝を見つけて遊んだり、走り回って楽しんだり、突然、踊りだして楽しんだり、さまざまな状況を利用して楽しんでいます。

そして、親から「静かにしなさい！」と怒られながらも、しばらくしたらまたすぐに遊びはじめますよね？　子どもたちはそれだけ、「楽しむ」ことが大事だと「自然に」わかっているからです。これは生まれてくる前からすでに知っていたことであり、そのために生まれてきているのです。

私たちも同じでした。子どものころを思い出してください。楽しく遊んだり、色んな遊びや楽しいことを想像したりしてましたよね？　それをある時点からしなくなったのはなぜですか？　親や他の大人から叱られ、楽しむことが「いけない」ことに思えてきたからですか？

楽しむことでエネルギーがポジティブに動き出します。ポジティブなエネルギーが動き出して、はじめて、本当にほしいものが現われるような波動《ウェイブ》が作られ、その波動に乗って、現実に目の前の「真実」となります。

私たちの脳のなかにはそのことが組み込まれてあります。微笑むだけで脳内のセロトニンが活発に分泌されるというくらいです。それで脳は喜び、全身もその喜びを感じることになります。そして、エネルギーがポジティブな波動を上げ、その波動が宇宙に放たれ、ほしいものが自然に流れて来れるような「道」を作ります。

この道が閉ざされず、いつでも大きく開いているような状況を作り続けることが大事です。そしてそうするには「楽しむ」ことです。楽しいことをいつも見つけることです。喜びを感じる機会を作り出すことです。

■「ほしいもの」を考えるとき、あなたはどんな気持ちになりますか？

もし「お金がほしい」と思っていて、それを創造しようと思っているなら、そのお金のことを考えるときに喜びを感じる必要があります。お金のことを考えたときに「ネガティブな考え」が入り込んでいませんか？「借金がまだある」「そうはいってもすぐにはお金が入ってこないだろう」「親に心配ばかりをかけている」という考えやイメージが浮かぶなら、それはポジティブなエネルギーに変わっていけませんよね？

お金が手に入ったときの喜びをいま感じてください！　家族や大好きな人が喜んでいる顔をしっかりとイメージしてください！　お金が入ったときのこころの平安と喜びを感じてください！

それが一番の近道です。そして、そこで思考が「でもね……」と言って、邪魔をしてきたら、「静かにして！　私はいまから自分の考えを全部コントロールします！」と話しかけてください。これまでは「自動運転」をしていた思考のハンドルを意識的にしっかりと握ってください。

いままでの「人生の自動運転」でほしいものが入ってこなかったのなら、これからは自分でしっかりと運転をしましょう。そして行きたい目的先をしっかりと意識して楽しみながら進みましょう。

それでも、ほしいものについて考えているときに、どうしても不安や他のネガティブな考えが入り込むことがあるかもしれません。そうであれば、ほかのことを考えてください。とにかく楽しくなることを考えてください。

大好きな人のことを想像する。過去の楽しかった思い出を思い返す。楽しい映画を見る。楽しい音楽を聴く、などなど、できることはたくさんあります。ポジティブなエネルギーの波動を作ることが何よりも大事です。

これから毎日の生活のなかでぜひぜひ意識してくださいね。

今日は「楽しい」と思える時間がどれくらいありましたか？ 昨日は？　その前は？

はじめは一日のなかでもそう思えるのは五分から長くて三〇分かもしれません。でも、それを意識していっているうちに、その三〇分が一時間、一時間が二時間、二時間が三時間と、どんどん増えてきます。そしてはじめは意識して行なっていたことが自然に、素直にできるように変わっていきます。

子どもたちを見習いましょう。そしてポジティブな波動の道をしっかりと作りましょう。子どもたちは楽しむことの名人です。その子どもたちをじっくりと観察してヒントを得てください。

そして両親のみなさん、先生のみなさん、また他の大人のみなさん、子どもたちが楽しく遊んでいるときは、やさしく微笑みながら見守ってください。「ポジティブなエネルギーを作っているんだなぁ〜」と温かく見守ってあげてください。子どもたちの未来にとって大切なことを自然にしているのですから。「いまのイライラ」よりも「子どもの楽しい未来」を意識してください。

子どもたちがその楽しいポジティブなエネルギーをそのまま大人になっても素直に作り続けられるようにしてあげて欲しいと思います。愛する子どもたちの未来のためになるだけではなく、この楽しい、ポジティブなエネルギーは私たちにも流れてきます。

そして世界中にポジティブなエネルギーを集める役割を果たしています。地球の将来のためにもエネルギーがポジティブになるように創造しましょう。

■想像で創造をする

あなたはこの瞬間まで、たとえ気づいていなくても、あなたの世界にあるものをすべて引き寄せています。嬉しいものも、そうでないものもすべてあなたが作り出したものです。それさえ理解でき、受け入れることができれば「作ったもの」で気に入らないものがあれば、「今度はこのように変えてみよう」と本当に簡単に考え、変えることができます。

あなたの世界の創造者はあなたです。

このことをこれからは忘れずに意識してください。そしてすばらしい創造をこれからして欲しいと思います。創造のはじめに「想像」がありましたね。そして大切なエキスに喜びの感情がありました。あなたの想いのなかを、常にあなたが喜びを感じるような想像で満たしていきましょう。

＊

ではここで創造のプロセスをひとつ紹介します。

誰にも邪魔されない、静かな場所と時間を選んでください。

まず、希望するものを何かひとつ考えてください。

そしてそれについてできるだけ具体的に、そしてポジティブに想像してください。他の考えが入ってこないように集中します。

このとき、欲しいと思っているものの写真を目の前に置いたり、具体的に望みを書いた注文書またはノートを眺めるのもいいでしょう（先ほど紹介した、ビジョン・ボードや、宇宙への注文書でもかまいません）。

アルバムで思い出の写真を見るのも良いですし、旅行の雑誌やパンフレットも集中するための良い道具になります。

イメージを膨らませましょう。

あなたの想像のなかで実際にその状態がすでに起きていると想い、感じてください。喜び、満足感を感じましょう。そしてすでに真実であるとして受け入れましょう。

このことをあなたの脳、潜在意識に植え込みます。

あなたの脳は時間や空間を理解していませんので、あなたが、この想像をリアルにすればするほど、確かに真実として受け入れていきます。

そしてそこから想像が創造の形となっていきます。

このときに何かネガティブな考えや感情が浮かんできたら、それを否定せずに一度見つめましょう。「私はどうしていまこのような考えをもっているのだろう」「どうしてこのように感じているのだろう」「このように感じるきっかけとなったのはいつごろからだろうか」「私が考え、感じていることにはいまも真実があるのだろうか」と自問自答してください。

回答が得られて、その感情をもう感じなくなっているなら、その考えが消えていくのを意識してください。でも、もしまだ感情が抜けず、あなたの創造を邪魔するようだったら、ここでEFTをしてください（具体的なそのやり方は、後の章で説明します）。あなたの創造に邪魔なものをすべて叩き出すようにします。あなたの創造作品にごみが付かないようにしましょう。迷いなく、想像をし、創造をしましょう。

ネガティブな考え、そして感情がなくなったところで、もう一度集中して想像をしてください。ここでもネガティブが現われるようだったら再び取り払う作業を行ないます。ネガティブなものを感じなくなるまで丁寧に取りのぞきの作業を行ないましょう。そして希望と喜びを感じ、あなたの創造が目の前に現われるのを楽しみに感じるだけではなく、すでにいま、その状況が起きている、ほしい物を手に入れていると感じてください。

欲しいものがカバンだったら、そのカバンの素地を想像し、指で「感じてみてください」。革の製品なら、その匂いを嗅いでみてください。あなたの第六感（感情）だけではなく、すべての感覚を使用してください。

旅行を引き寄せたいと思っているなら、その旅行先のホテルにすでに自分がいると感じてください。ホテルのバルコニーに座って、目を閉じながら、さわやかな風を素肌に感じてください。周りでは鳥の歌声が聞こえますか？　それとも遠くに音楽が聞こえますか？

できるだけ具体的に想像します。視覚、聴覚、触覚、味覚、嗅覚を使ってください。そしてそのすべてに六感目の感情を注ぎましょう。あなたの想像の世界はあなたの自由であることを意識してください。誰一人としてそこを覗き見る人はいません。あなたがどのように描いたとしても、それはすべてあなたのものであり、あなたの自由です。

その想像をじっくりと味わってください。味わい、すべての六感が使われれば使われるほどあなたの創造は早く形になっていきます。

創造をしているあなたは芸術家です。あなたが作り出したい作品を具体的にそして想いのままに描いていきましょう。想像力が乏しいと思っているあなたも大丈夫です。この作品は誰の目にも触れる必要はないのです。あなたが描きたいとおりに描けばいいのです。

そして、しっかりと想像が終わったら、感謝をしましょう。この感謝の気持ちがとても重要であることを忘れないでください。想像をしている間すべての感覚で楽しめたこと、具体的に描くことができたこと、そして想像したものがこれから創造されることを感謝しましょう。それだけではなく、あなたのこの創造の力が与えられていることにも感謝をしましょう。そしてそのことに気づくことができ、これから自分の世界を自由に作り出せることに感謝をしましょう。

すばらしい想像ができたこと、これからそのものが形となって現われること、そのすべてを感謝するとともに、いますでにあるものにも感謝をしましょう。どんな小さなものでもかまいません。いますでに経験しているもの、持っているものに感謝をしましょう。感謝をすることで大きなポジティブなエネルギーが動き出します。このステップを怠らないようにしましょうね。そうすれば、感謝できるものがどんどん増えてきます。

最後にそのすべてを受け入れ、手放しましょう。

宇宙にあなたの創造の組立図が送られ、そこで即座に組み立ての準備がはじまっているとイメージしてください。そしてその方法を宇宙に任せてください。どのように、いつ、誰がそれをつくり、届けるのかを自分で決めず、すべてを法則に任せます。手放します。一番良い形で一番良い時にあなたの創造したものが届けられると信じてください。「現われないかもしれない」という不安な想いがよぎらないようにしましょう。そして少しでもネガティブな考えや感情を感じたらすぐにＥＦＴで取り払うようにしましょう。

あとは待つだけです。楽しみに待つことです。上記の工程を何度も行なう必要はなく、創造したものに対して毎日具体的に意識をする必要もありません。想像し創造したものが必ず届けられると信じ、日常の生活に戻ってください。

日常の生活に戻るときにも大事なことがあります。それは常にポジティブな気持ちでいることです。創造されたものが届けられるには、同じ波動《ウェイブ》のエネルギーをあなたが発していなければ、それを届けることができないのだということを覚えておいてくださいね。あなたが欲しいと思えるものが楽しいものであれば、日常的にも楽しい波動を作る必要があります。

人間関係においても、仕事であっても、どのような状況にあっても、あなたがそのなかで楽しさを見つけることが大事です。職場での八時間のなかで、そのすべてを楽しむ必要はありません。実際に辛いと思える時間もあるでしょう。

でも、わずかでも良いので自分にとって楽しいと思えるような時間を意識的に作ってください。それは休憩中かもしれません。昼食中かもしれません。あなたが少しでも自由な時間を作れるならその時間を利用し、楽しい音楽を聴くか、面白い本を読むなど、できることを探してください。

そして少しでもネガティブな感情を感じたらEFTを行なうことを怠らないようにしましょう。ネガティブな場面に遭遇したなら、できるだけそこで感じたものをたたき出しましょう。人前でタッピングをするのが恥ずかしいなら、ひとりになれるところに行き（たとえば誰も入れないどこにでもある、あの小さな部屋であっても）そこでタッピングをしましょう。

どんな状況にあっても、感情はあなたの自由になるものです。ポジティブな感情を感じる習慣をつけましょう。そして忘れないでください。感情は私たちのなかにある大切なガイドです。あなたが進もうとしている未来がどのようなものなのかを前もって教えてくれています。

第三章……EFTでネガティブとお別れしよう

■EFT（Emotional Freedom Techniques）

一〇数年前に「引き寄せの法則」に気づき私の人生が大きく変わりました。

そして、引き寄せるべくして、次に現われたツールがEFTでした。EFTとはEmotional Freedom Techniquesの略で、日本語に訳すなら「感情解放テクニック」となります。

ここでは、主にEFTにはじめて出会う人のために、ツールとしてのEFTについて紹介します。これからの内容は前著『心にタッピング』（BABジャパン出版局）で書いたものと重複するものもありますが、ＥＦＴと引き寄せの法則の組み合わせについても説明を加えますので、あわせて参考にしてほしい内容です（ＥＦＴについてさらに詳しく知りたい方はEFT-Japan［http://www.eft-japan.com/］にあります無料マニュアルをぜひお読みください）。

まず、皆さんに知ってほしいのは、**ＥＦＴはとても簡単である**ということです。どれくらい簡単であるかというと、二歳の子どもでも一人でできるほど、本当に驚くほど簡単な療法なのです。

日本人はとかく、物事を難しくとらえる傾向があるようですが、難しい学問を学ぶ必要もなければ、大変な下準備をすることもありません。

道具といったら、**二本の指**だけです。その二本の指を使い、トントンと顔、身体、そして手をたたきます。

あとは、**言葉選び**です。

この言葉選びを難しく感じる方もいるかもしれませんが、組み立て方さえわかれば、とっても簡単に、自分にもっとも適した言葉や文書を選ぶことができます。元々のＥＦＴそのものは言葉もとてもシンプルで、ただ問題を述べ、その後にそれでも自分を受け入れるという言葉を述べることで作成されていました。

例「たとえ、〇〇を許せなくても、自分を深く受け入れ、愛します」

なくしたいと思っている感情や不快感を先に述べ、その後に、そんな状態であっても自分の存在を認めるという言葉を使っていました。

この方法だけでも本当に驚くような効果が得られ、世界中で数え切れないほどの人が、こころや身体の問題から解放されてきました。多くの人が使えば使うほど、ＥＦＴは進化していき、その動作の手順はシンプルになり、逆に状況をもっと具体的につかむことでより効果が上がることがわかってきました。

たとえば、「いまの私は裏切られた気持ちが強く、〇〇を許せないけれど、それでも良い、そんな自分も大事にし、この苦しみから解放されることを信じます」と、「……なんだけど、大丈夫、その状態を認め、そこから進む」、という形に言葉を進化させることができています。

そして、私はＥＦＴのセッションやセミナーを日本で行なっているうちに、言葉による状況の認識の仕方で、解放への道に進む速さに大きな差が現われることに気がつきました。

ＥＦＴそのものはネガティブなエネルギーを取りのぞくツールです。すでにこの本を通して学ばれたとおり、望んでいるものを引き寄せたい場合はこのネガティブなエネルギーに気づき、それを取りのぞく必要があります。この場合のネガティブなエネルギーとはこころと身体が感じているエネルギーであり、思考によって作り出されたものです。

ＥＦＴはとてもシンプルなフレーズと二本の指で行なう動作をもとにセッションを進めていきますが、これは一人でもできるセラピーとしてもすばらしいものです。実際に行なってみることで、ほとんどの人がすぐにその変化を感じるでしょう。

それまで胸につかえていたものが解けたような感覚が味わえたり、先ほどまで怒りを感じていたことがバカバカしくなり、なぜ怒っていたんだろうと不思議に思えることもあります。

このように短時間で（ほとんどの場合数分から一時間ぐらいの間）何かがほどけていく感覚を感じることが多くあります。感情そのものもエネルギーであることを思い出してください。不快な感覚となっているネガティブな感情は、あなたのなかに留まって、滞っているエネルギーなのです。ＥＦＴを行なうことによってこのエネルギーは動き出し、そして取り除かれます。

ポジティブだけを意識して行なうセラピーとは異なり、問題となっているネガティブな感情を追い隠すのではなく、一度取りのぞかれたそのエネルギーは再び戻ることがないのです。そのため、すっきりとした感覚を感じます。

EFTのセットアップ・フレーズは下記のような組み合わせになっています。

・ネガティブ（改善したい問題）＋**ポジティブ**（望んでいる結果）

例：「この痛みに苦しんでいるけれど」＋「そのすべての原因を許し、痛みから解放されることを望みます」

これが基本的な形です。この基本の形はいくらでも崩すことができ、一番大事なのは自分がなくしたい、改善したいと思っているものが何なのかがわかっていること、そして、自分自身またはその状態を受け入れ、認めると「言う」ことです。

けれどもここで、不思議なことにその言葉を信じる必要はありません。「そんなこと言ったって、信じもしないで本当に効果がでるの？」と疑問に思う人もいるでしょう。でも、考えてみてください。もしすでに、「いまの私は何事もうまく行かず、いやになるけど、それでも良い、そんな自分も大好きです」、という言葉を信じているなら、自分の状況をはじめから不愉快なものだとは思わないでしょう。

いやでたまらず、早くその状況から解放されたいと思うからこそ、その解放への扉を開いてくれる何かを必死で探しているのです。

これを催眠療法の観点でちょっとだけ考えて見ましょう。私たちが通常、意識的に考えている意識の状態ではなく、意識の後ろのほうで静かに、気づかれないように働いている潜在意識があります。

潜在意識は実に素直で協力的なもので、私たちが真実と思っているものを「すべて真実である」という状態に保ち続けるために働いてくれます。何かに似ていませんか？ そうです、引き寄せの法則の働きにとても似ているのです。

引き寄せの法則と同様、そのパワーはあなどれないほど強いもので、無意識のうちに私たちの行動を左右しています。この潜在意識を自由に動かすことができれば、私たちは本当に望みどおりの自分を作り上げ、希望どおりの人生を歩むことができます。

それほどすばらしい力をもった道具を私たちは持っています。引き寄せの法則が自然のものであるように、潜在意識は私たちに備わった自然の力です。そして法則と潜在意識はいつも手を組み私たちの「想い通り」に働いているのです。

でも、その道具を使いたいと思っても、それを邪魔するものがいます。それが私たちの日ごろの考え、私たちが目覚めている間にフル回転している「意識」であり、「エゴ」でもあります。

この意識はもちろん、何か行動をするときや考え事をするときにはとても大切なものですが、「外」からの影響をあまりにも素直に受け入れているため、ときには邪魔になることがあります。私たちが生まれる前からこの意識は働いていて、お母さんの体内にいる間もさまざまな環境の情報をピックアップし、すでに潜在意識にその情報を伝えています。

私たちが理解をして考えていることだけではなく、感じ取ったものまで潜在意識に伝え、潜在意識はその情報を真実として受け入れ、あなたの世界をあなたが信じた（感じた）とおりに見られるように後ろのほうで働いているのです。

私たちの意識と潜在意識は常に互いに情報交換を行なっていますが、その間にはひとつの厚い「壁」があり、その「壁」のせいで、私たちは潜在意識のことに気づかないのです。私たちの意識は、私たちが正しく受け取った情報も、「誤って」受け取った情報であっても、そのすべてを潜在意識に伝えています。そして、同じような情報がくり返されればされるほど、潜在意識はその情報を真実として受け入れ、あなたにその真実のとおりに動くよう促します。

その「壁」を通り越し、潜在意識に直接語ることができれば、潜在意識は私たちの希望をかなえる力となってくれます。

催眠療法というのはその壁を取り払い、直接潜在意識に語りかけるためのひとつの「ツール」です。催眠によって、いつも目覚め、おしゃべりをしている「意識」を静かに「眠らせ」、いつも力強く立っている「壁」をふわふわのレースカーテンにしてくれます。

この状態で催眠セラピストは、あなたの希望にそって潜在意識と会話をします。「意識」は邪魔をすることができませんので、潜在意識は素直にセラピストの言葉を聴き、それがあなたの本当に望んでいるものとして受け入れ、新たな真実となります。そしてあなたが望む状況がそうなるように、その後、一生懸命に助けてくれるようになります。

この状態に似たことがＥＦＴのタッピング中に起きます。私たちがすでに「真実」として受け入れたものは、数十年（数年であっても）の人生の間にたくさん蓄えられています。ネガティブな真実も、それを覆すような出来事がない限りは、たとえ「事実」としては間違っていても、それを自分の意識としては「真実」として受け入れつづけます。

特にものごころが付いたころから、親や周りの大人からくり返し教えられた内容は何度も何度も潜在意識に伝えられているので、ごく自然に真実となってしまっています。「お金を稼ぐのは大変である」という考えひとつでもさまざまなかたちでインプットされています。お父さんが仕事から帰宅をし、「あ〜、今日も疲れた」とため息を漏らしながら食卓についているのを見た子どもは、「仕事って大変なんだ」と感じます。

お母さんが「今月も赤字だわ」と家計簿を眺めながら眉間にしわを寄せているなら、

「お父さんが働いているだけでは大変なんだ」とその状況を受け入れるかもしれません。お父さんとお母さんがお金のことで喧嘩をしている場合はどうでしょう？　より一層そのイメージと感情はインプットされ、潜在意識の中では「お金＝大変」であるという「真実」を作ってしまいます。

この状況は家庭内だけではなく、親族やその他の大人からもインプットされ、さらにはテレビなどのメディアでも同じような情報が入ってしまえば、さらにあなたのなかでは力強い「真実」となるでしょう。そして真実と思っている以上は、その想いに対して法則は働き、あなたにさらに「お金＝大変」と思わせるような状況を引き寄せます。

しかし、ポジティブなアファメーション（自分を肯定する言葉）をくり返し、ポジティブ思考に関連する情報を取り入れるようになることで、それまでに信じていたネガティブな「真実」は抑えられ、ポジティブな状況を引き寄せる助けとなります。

それでも、ネガティブな「真実」が完全にポジティブなものと入れ替わってはいないため、少しの間ポジティブな流れを引き寄せていても、しばらくすると再びネガティブに戻ってしまう人がいます。

また、引き寄せの法則を知り、感動をし、全面的に信頼をして前に進む人であっても、引き寄せの素晴らしい力を自ら何度も体験をしていたとしても、ときにつまずくことがあります。それは潜在意識のなかで、無理に隠されていた過去の「真実」が何かのきっかけで目覚めたときです。忘れていた記憶がよみがえり、または過去にこころに傷を負わされた人と再会をしてしまい、そのときの記憶のエネルギーが再び動き出し、これまで「頑張って」作り上げてきたポジティブなエネルギーを追い払ってしまったかのように、ネガティブに浸ってしまうのです。

これでは引き寄せの法則を学び、せっかく良い方向に歩んでいたにもかかわらず、法則を知る前の生活に逆戻りになってしまいます。一度ネガティブなエネルギーの渦に巻き込まれてしまうとそこからなかなか抜けられないと感じてしまいます。自分が再び渦にはまっていることに気づく人はまだ良いのですが、気づかずに「やっぱり人生は甘くなかった」とネガティブなエネルギーをさらに作り出してしまう人もいます。

このようなときに、ネガティブなエネルギーの流れがあまりにも強いため、必死でその渦から抜けようとアファメーションを何度も何度もくり返しても、意識的には肯定的な言葉が信じられず受け入れにくいため、潜在意識まで到達しません。

そのようなときに本当に助けとなるのがＥＦＴです。ＥＦＴでタッピングをすることによって意識と潜在意識の「壁」を通りぬけることができます。

催眠療法では、この「壁」は肯定意識と潜在意識の間にあると考えますが、ＥＦＴではこの「壁」は体のあらゆる場所に現われます。その「壁」によって、私たちのエネルギーは、その正常な流れを妨げられ、問題が発生しているのです。

ゲーリー・クレイグさんの説明では、私たちの体のなかに流れているエネルギーがネガティブな状況におかれることで、ちょうどテレビの電波が悪いときのように、エネルギー回路のどこかでそのエネルギーが乱れてしまったために、不快な症状としてそれが現われると言います。テレビでいうなら、電波の状態が悪いため画像が悪くなるのと同じです。「壁」としてそれを考えるなら、その電波は鉄のとても厚い「壁」に妨げられ、うまく通ることができません。けれどもEFTを使って、トントントンとツボをたたくことで、この「壁」を通り抜けられるようになるのです。それで、たとえ意識的には信じられない言葉でも、その言葉は「壁」を通り、潜在意識はその言葉を受け入れるのです。潜在意識がその言葉を受け入れてくれれば後はこっちのもの！　ネガティブな渦から抜け出し、希望の方向へと泳ぎ出すことができます。

と、これは私の理論であり、他の理論を唱える方もいるでしょう。

問題はなぜそうなるのかではなく、どのような理由であれ、**タッピングをすることで、私たちのこころと身体はその言葉を受け入れ、不快に思っていた症状を正してくれる**ということです。

私たちは自動車を運転するとき、車が実際にどのようにして動いているのかを、専門家でない限り理解しているわけではありません。

運転を学び、鍵を回し、ギアを入れ、アクセルを踏む、これらの動作が理解できれば車を動かすことができます。運転するうえで必要な知識を身につけていれば、だれでも車を動かすことができます。そして安全のためのルールを十分に理解し、守ることで快適なドライブで目的地へと進むことができます。

テレビを見るときも同じです。電源を入れ、チャンネルを変え、音声を調整するなどの簡単な動作で誰でも見ることができます。テレビ自体がどのような部品で組み立てられていて、電波がどのようにテレビ局から届き、映像が映し出されているのかを知る必要はありません。リモコンをテレビに向けて、ボタンを押すことで好みの番組を見ることができるのです。

この同じことがＥＦＴでも言えます。言葉を選び、ツボをトントンとたたくこと、安全のための注意点を理解すること、そして必要なときには数回それをくり返すことなどの簡単な知識を理解するだけで、誰でも使用することができます。

そしてその成功率が八〇パーセント以上だということもまた不思議であり、嬉しいことです。こんなに簡単で「信じられない」方法が本当に八〇パーセント以上の成功率を誇っているのです。しかも、その効果は半永久的だとも言われています。

■ＥＦＴを使いましょう

過去のつらい思い出、現在感じている苦しみ、そして将来に対する不安と、どのときにも対応できるのがＥＦＴの素晴らしさです。そしてもちろん願望達成のすばらしい助っ人になります。あなたが引き寄せの法則を知り、望む方向へスムースに進むための大きな助けとなります。

あなたが進もうとする道には、あなたが過去に引き寄せ、置いてしまった石ころや大きな岩があります。ＥＦＴは、その石や岩を粉々にしてくれます。そして新しい風が吹き、砂になった石たちは吹き飛ばされます。

ＥＦＴを使うのに難しい知識を取り入れる必要もなければ、高い道具もいりません。必要なのは、感情を効果的に表すためのいくつかのコツと指だけです。なぜＥＦＴがこれほど簡単に、そして効果的にさまざまな症状に効き目があるのかについては、現在各国で研究が進んでいるようですが、実際にその効果を得るためにＥＦＴを一〇〇パーセント理解する必要もなければ、ＥＦＴを行なうときに言う言葉を信じる必要もありません。

「解放されたい」と願っている感情が何かを明確にし、その感情を上手くとらえることが一番大切なことです。これは日本人にとっては意外にも難しいことのようですので、この本ではいくつかの例を取り上げて、お手本となるセットアップ・フレーズを紹介します。それらのセットアップ・フレーズをヒントにして自分のなかに思い浮かぶ言葉と入れ替え、いま感じている思考と感情にぴったりのフレーズを自由に作ってください。大切なことは、法則と同じで、いまの想いを感じる言葉を選ぶことです。

ではこれから、実際にEFTを試して見ましょう。簡単な手順を確認した後に、問題に一番あったフレーズを使って行なってみてください。二〜三分で数多くの問題を解決しているEFTですが、ときには数回、または数日を要することもあります。一〜二回であきらめずに実行しましょう。

■ＥＦＴの手順（ショートカット・バージョン）

EFTはいくつかのステップに分けることができます。EFTには「基本手順《ベーシック・レシピ》」というものがありますが、ここではまず一般的に使われているショートカット・バージョンを紹介します。

ステップ①はじめに、解決したい「問題」を意識しましょう。

ここでは何かを引き寄せたいと思っているのに、引き寄せるためのポジティブなエネルギーを持続できないでいるとします。その原因は潜在的に「信じていた」過去の出来事にあるとします。もし過去の問題であるなら、そのときの状況をできるだけ詳しく思い出し、そのことを考えていると感じてしまう「いま」の気持ちに集中して下さい。

たとえば、人と仲良く、楽しく接したい、素晴らしい出会いをいっぱいしたいというのが希望だとしましょう。そして、そこに邪魔しているネガティブのエネルギーが子どもの頃に、いじめにあったために作られたとします。

フレーズとしては「子どもの頃に多くのいじめを受けた」だけでも効果が得られることもありますが、できるだけひとつの特定な場面を思い出した方が、より効果的なので、いじめがあった場所、その場にいた人々、どのようにいじめられたのか、そして最も大切なことですが、そのときどのように感じたかを思い出します（もしそこまで具体的に思い出すことがかなり苦しい場合は、「苦しい」と感じる前に、気持ちを整え、無理をせずに「思い浮かぶ」感情のみから徐々にはじめてください）。

いじめを受けて感じる感情にはいくつもあります。悲しみ、憎しみ、情けなさ、孤独、怒りなど多くの感情が浮かび上がるでしょう。まずはそのなかからひとつだけ、特に感じるものを選びます。

ここでは怒りを選んだとしましょう。その怒りは誰に向けられたものですか？　いじめに屈してしまった自分、いじめている相手、見て見ぬふりをしている人、気づいてくれない人々など、怒りを一言に言っても、怒りの方向性はいくつもあります。そのこともできるだけ具体的につかむようにしましょう。

では自分に怒りを感じるとしましょう。

ステップ②その怒りの度合いを計ります。

感情を０～10のレベルに置き換え、そのなかでいまの自分が過去の自分に感じている怒りを計ります。もし抑えることのできないほどの強烈な怒りであればレベルは10となります。そしてその怒りが感じられなくなったところでレベルは０となります。そのときのことを思い出し、自分の中に湧き上がってくる怒りのレベルはいくつでしょうか。その数字を書き留めましょう。

ステップ③その怒りを文章にしてみます。

この文章作りが最も難しいようですが、大事なことは自分の気持ちを最もよく表す言葉を使うということです。最初からセットアップ・フレーズそのものが思い浮かばないなら、想いをそのまま紙に書くのも良いでしょう。

お友だちに話しかけている気持ちで素直に自分の気持ちを書きとめてください。地元の方言を使ってもかまいません。最も的を射た言葉を選びましょう。「あのときめちゃくちゃにされたのに、何もできなくっていまでも頭にくる」「あのときの姿がいまでも思い出されてムカつく」「あんな奴らにやられたなんて自分が許せない」など、自分にとって最もしっくりくる言葉を探しましょう。

次にポジティブな言葉（アファメーション）を考えます。自分に怒りを感じている場合は、その自分を許すことが最も良いアファメーションの土台でしょう。「そのときの自分を許します」「力がなかったことを理解します」「何もできなかった自分を受け入れます」など、そのときのあなたを許す言葉を選びます。

このときに覚えておいてほしいことは、このアファメーションを必ずしも信じなくて良いということです。怒りを感じているいまのあなたに許す気持ちはないかもしれません。それでもあえて許す言葉を選びます。これがあなたではなく他の人の場合も同じです。その人を許すなんてとんでもない、絶対にできないと思うかもしれませんが、それでも「言葉の上」では〝許す〟といいましょう。

次に法則で引き寄せたいものを考えます。ここからがいままでのＥＦＴと大きく異なるところです。本来のＥＦＴはネガティブを取り除くことのみに集中するものでしたが、日本国内でセッションやセミナーを行ない、大勢の方々とEFT体験をご一緒させていただいて気づいたことがあります。それはより具体的に希望をセットアップに入れたときにポジティブな感情が加速して感じられるということです。

人間は元々ポジティブなエネルギーの生き物です。なので、作り上げてしまったネガティブなエネルギーを取り払うことで「邪魔」をしているものがなくなったときには自然にポジティブに向かうものです。

それでも、ネガティブなエネルギーをどれだけの間、またどれだけの量を抱えていたかによってはポジティブに向かっていくペースが遅い場合があります。このような場合でもEFTをすることでそれまでに重荷だったものが消えるわけですから、とても心地の良い気持ちになります。感覚でいうなら「ほっと」する感じでしょう。ちょうど、ハイキングをしていて重いリュックサックを背中から下ろしたときのような感覚です。

もちろん、これだけでもEFTを行なった価値は大きなものです。それでも、さらにそこから進み、目的地まで身軽のまま走り出すことができます。そこが引き寄せの法則流EFTの力強さです。

上記のネガティブ・フレーズとポジティブ・フレーズ（アファメーション）にもうひとつフレーズを加えます。ネガティブに感じたこと、それを受け入れ許すことをすでに考えました。次は許した後にどのようになりたいかを書きます。

「たくさんの素敵な出会いをし、人付き合いがうまくなる」が引き寄せたい状況だとします。文章としてはこのことをできるだけ具体的に、そして期待を込めて考えます。たとえば「いままでの自分がびっくりするほど、人の会話に入り込むのが楽しく、いつの間にか素敵な人々に囲まれて生活をしている自分がいる」がひとつの例です。

ここの大事なポイントは「楽しんでいる」という言葉で感情を込めていること、「いつの間にか」ということでその時期や方法は自然に法則に任せていること、そして望みの「素敵な人々」を含んでいることです。

ではこれまでの三つの文章、「怒りの文」と「アファメーション」そして「引き寄せ」をつなぎ合わせてみましょう。

「あのときめちゃくちゃにされ、何もできなかった自分にいまでも頭にくるけど、そのときの自分をいまは許します。そして自分を許すことで、いままでの自分がびっくりするほど、人の会話に入り込むのが楽しく、いつの間にか素敵な人々に囲まれて生活をしている自分がいる」「あんな奴らにやられた自分が許せないけど、そのときは力が足りなかったことを理解しています。そしていままでは法則を学び、自分が欲しいものがすべて想いのままに創造できることを喜び、感謝します」。

このように三つの文をつなぎ合わせ、ひとつのセットアップ・フレーズを作ります。

ステップ④このつなぎ合わせた文を実際に口に出しながら、ツボを刺激します。

このステップで刺激するツボには二つあります。どちらかひとつを選んで行なってみてください。一つ目は胸の「圧痛点」と呼ばれる場所で、ちょうど鎖骨の下あたりで、右にも左にもあります。腕の方へと徐々に動かしながらこのあたりを揉んでいると、他の場所に比べて「痛い」と感じる所があります。その場所が言葉のとおり圧痛点であり、そこを揉みながら上記の文（フレーズ）を口にします。

刺激できるもうひとつの箇所は手の横、小指の下の部分で、空手の選手が瓦などを割るときに使う部分です。そのため、「カラテチョップポイント」と呼ばれています。この箇所を反対側の手（左右どちらでも良い）でトントンとタッピングしながら上記のフレーズを言います。

ステップ⑤実際のタッピングに入ります。

まずはステップ③で作ったセットアップ・フレーズからキーワードを選びます。このキーワードのことを「リマインダー」とも言います。ひとつの単語でも良いですし、いくつかを組み合わせたものでもかまいません。または、いまの感情をもっと正確に表す、別の言葉が浮かび上がったならそれでも良いでしょう。

セットアップ・フレーズを声に出すさいにさするポイント

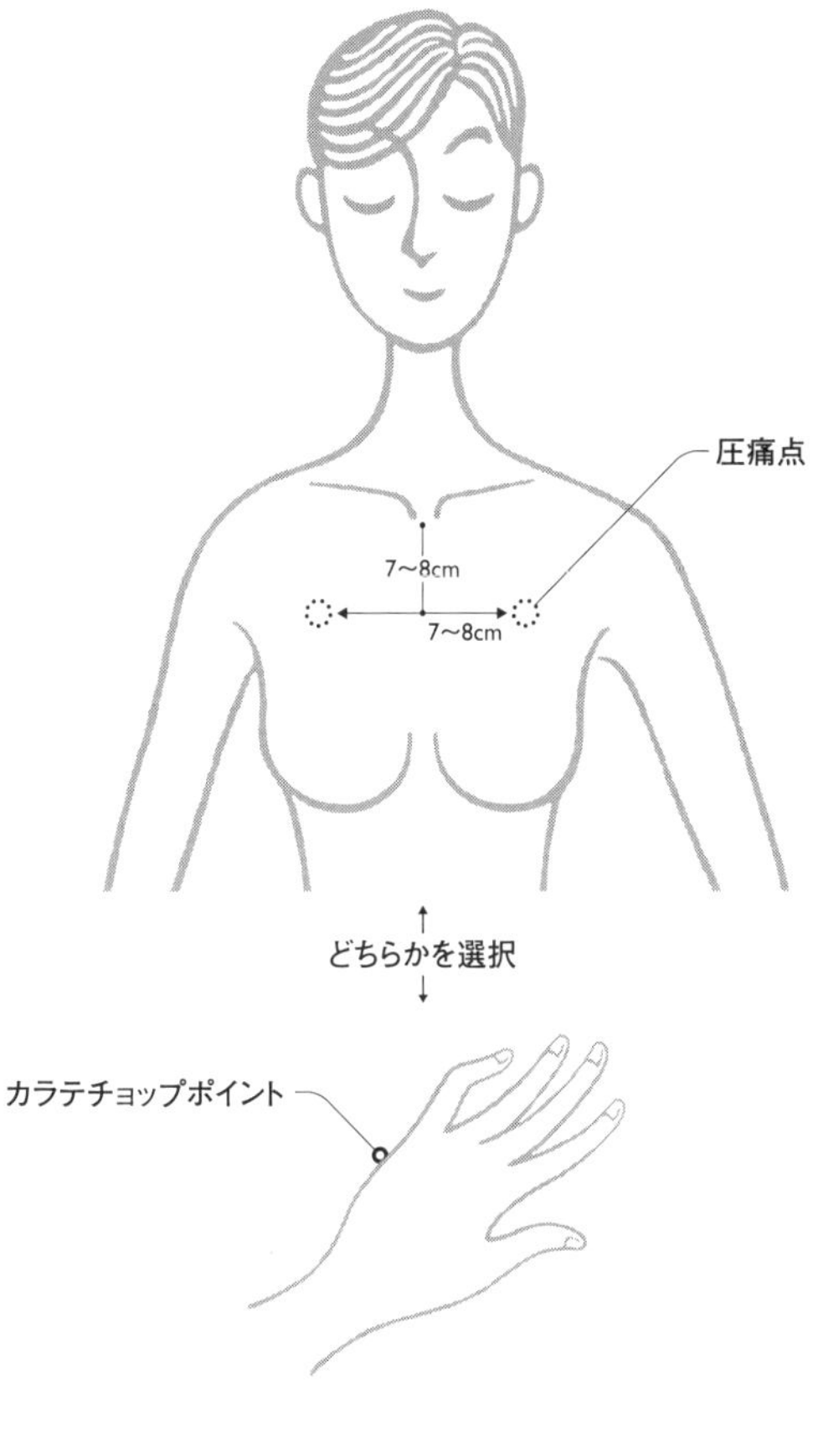

ショートカット・バージョン

Short-cut Version

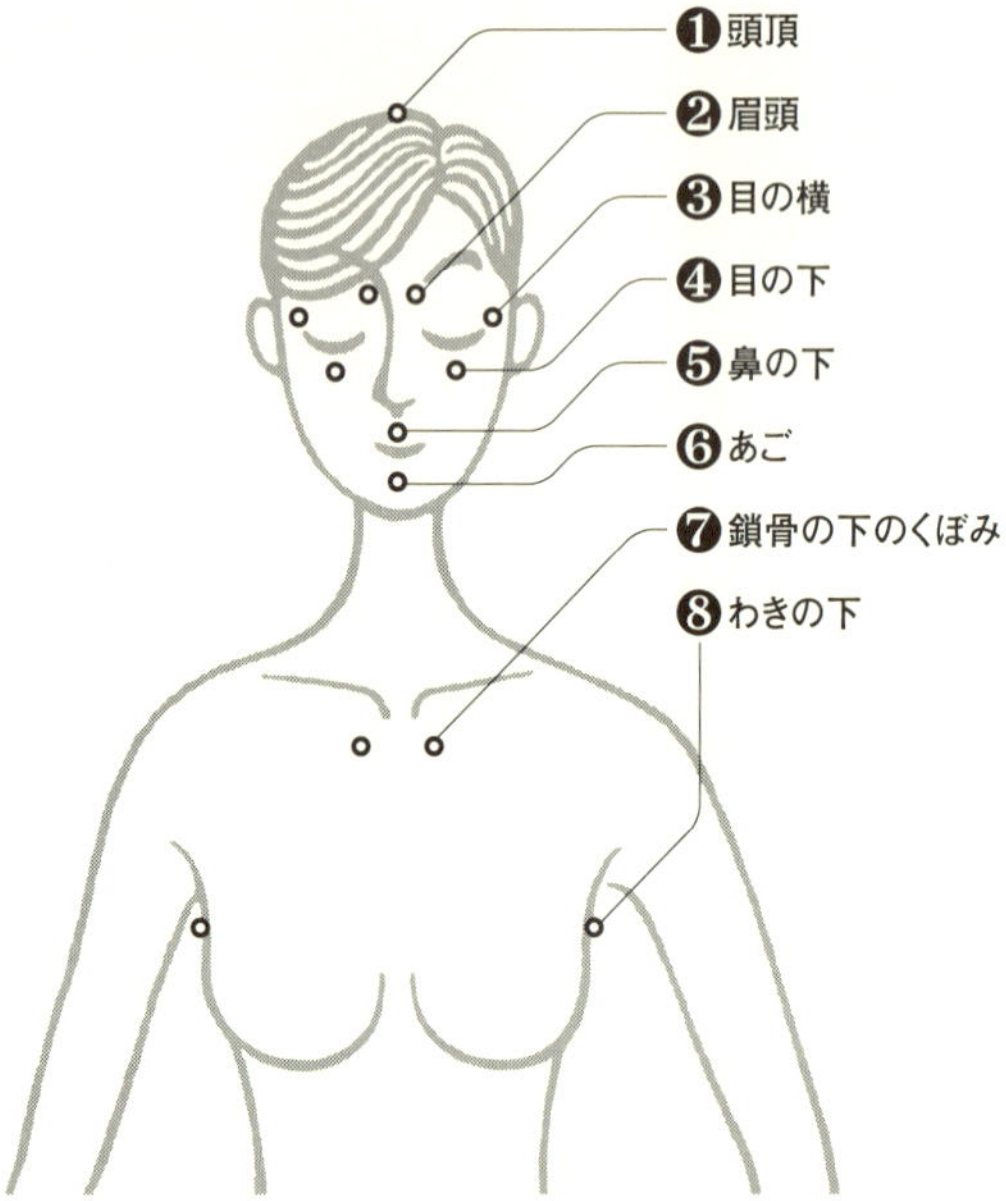

まずはネガティブなリマインダー（キーワード）を使っていきます。先程の例でしたら「何もできなかった」「頭にくる」「怒り」「許せない」のような言葉が有効かもしれません。想いのままに浮かび上がってくるネガティブな言葉を使って、タッピングを一ラウンド行ないます。頭、顔、体にあるそれぞれのポイント（ツボ）をトントンと順番にタッピングしながら「許せない」「何もできなかった」「頭にくる」「怒り」と口に出していきます。それぞれの箇所ごとに五〜七回タッピングします。実際に数える必要はなく、それぞれの言葉をひとつ言っている間タッピングしていれば大丈夫です。

最初のツボは頭のてっぺんです。ここをトントンとタッピングしながら「許せない」と言います。

次は眉頭をタッピングし、「何もできなかった」と言いましょう。

その次は眼の横、頬骨の上の所をトントンとたたき、「まだ怒りを感じる」と言います。

四番目は目の下の骨の所、「頭にくる」と言ってタッピング、次は鼻の下をタッピングしながら「忘れられない」と言います。

今度はあご（くぼみの部分）、「ムカつく」と言ってタッピングしましょう。

それから、鎖骨の下のくぼみ、左右どちらでもかまいませんので「昨日のことのように思い出す」と言ってタッピングします。

最後はわきの下、男性でしたら乳首の位置とならび、女性でしたら、ブラジャーがちょうどあたる場所です。そこを「いやになる」と言いながらタッピングをします。

次にいまタッピングしたそれぞれの箇所をもう一度上からタッピングします。

でも今度はネガティブではなく、ポジティブのリマインダー（キーワード）を言いながら引き寄せたい事柄も含めて口に出していきます。

頭のてっぺん「喜びを引き寄せている」、眉頭「自分を許せる」、目の横「いまだから許せる」、目の下「こころが軽くなっている」、鼻の下「穏やかになっている」、あご「許せることが嬉しい」、鎖骨「嬉しい気持ちが強まる」、わきの下「楽しさを感じる」。

このようにネガティブのリマインダーでタッピングをした後に、ポジティブのリマインダーでもう一度タッピングをします。タッピングのワンラウンド（頭のてっぺんからわきの下まで）は最低でも一回づつ行ないますが、回数は増やしてもかまいません。

大事なのは、はじめにネガティブを「取りのぞき」、その後にポジティブを「入れる」ことです。ネガティブを取りのぞいていなければ、ポジティブは一時的にネガティブの上に載っているだけになってしまいます。ですから、しっかりとネガティブを取りのぞいた後、そこにできた隙間にポジティブを埋め込むことが重要なのです。

この一連のステップを終えたら、一〜二回大きく深呼吸しましょう。そして水分補給をしてください。こうしたエネルギー療法に欠かせないのが水分です。それまで停滞していたエネルギーが動き出し、軽い脱水状態を起こすことがあり、頭痛やめまい、胃のむかつきを感じることもあります。

また水分を取ることでエネルギーの流れを良くする作用もありますので、十分に飲んでてくださいね。私が行なっている一時間のセッションでは最低五〇〇ミリリットルの水を飲むことを勧めています。水分不足になることがないようご注意ください。

ではもう一度、「感情の度合」を計りましょう。

タッピングをする前とは変わったでしょうか？　もしネガティブな感情が完全になくなり、同じ場面を思い出しても、ネガティブな感情が湧いてこないようだったら終了です。あなたはその問題から自由になったことでしょう。

もし、度合いのレベルがいくらか低くなったものの、まだネガティブな感情が残っているようであれば、もう一度同じ手順をくり返します。このとき、異なるのは第三のステップだけで、そこでフレーズに一工夫します。

ネガティブな感情がまだ残っているのですから、フレーズも「まだ、あのときのことが頭にくるけど、いまはこころから許そうと思います」というように、フレーズに「まだ」を付け加えます。これでもう一度くり返してみましょう。

再びショートカット・バージョンの手順を終了したら、もう一度感情を計りましょう。そこでいくらか感情が残っているようでしたら、再度、「まだ」のフレーズを用いて、それぞれのステップをくり返しましょう。

多くの場合この手順を一度行なうだけで、大幅にネガティブな感情が減少されるでしょう。セッションなどでは大きな深呼吸をしたのち、その場面を振り返り、もう一度、「どのような感情に気づきますか」と尋ねても、何も感じませんと言われる方がたくさんいらっしゃいます。

もちろん記憶が消されるわけではありません。その場面を具体的に思い出したとしても、そこにタッピングをする以前にあった、ネガティブな感情が消されているということなのです。そのため、その出来事は過去のものとして位置づけされ、潜在意識も、そのことは現在の自分にとっては何の影響もないものとして受け入れるようになります。

■ＥＦＴで自由を得る

これまで、思い浮かべただけで苦しみを感じなければいけなかった出来事が、感情が抜かれたたんなるひとつの記憶として生まれ変わります。

そして、あなたはその出来事から自由になるのです。過去のネガティブなエネルギーから自由になったあなたは、素直に想いのままに未来の引き寄せをすることができます。新しいあなたの世界を作ることができるのです。

ではＥＦＴは他にどのようなものに有効なのでしょう。

子どもの頃に受けたさまざまなトラウマ、幼児虐待や、いじめ、こころに残った傷、さまざまな状況のなかで受けた傷に有効です。またさまざまな恐れ、高所恐怖症や閉所恐怖症、また、動物に対する恐怖症など、あらゆる恐怖症にも有効だとされています。

日ごろ感じているストレス、また、人間関係などの問題、うつ、さまざまな心理的中毒症状、タバコや、食べ物に対する中毒症状、ダイエットにも効果があると言われています。また、子どもが抱えているさまざまな問題、親との問題、友だち同士の問題、勉強の問題など、感情と関係するもの全般に有効だとされています。

その他に、心理だけではなく身体的な問題にも効き目が大幅に期待されます。精神的な、また、感情的な問題が身体に及ぼす影響が多くあることが、いまでは一般的にも理解されています。ストレスからくるような症状、頭痛、首の痛み、肩こり、腰の痛みなどはもちろんのこと、事故などで負った傷など、もうすでに完治されていると医者から言われているのに、傷がまだ痛んでいる場合、これには感情的な痛みが生じていることがあり、そのような場合にもＥＦＴはその力を発揮しています。

いまでは世界中にＥＦＴのプラクティショナーが大勢いらっしゃいます。日本においても、この数年ほどで多くの方がＥＦＴを学ぶ機会が得られるようになりました。これは非常に喜ばしいことです。

この本を通して、さらに多くの方が引き寄せの法則とＥＦＴの組み合わせを学び、素晴らしい世界を創造している人が全国に広まることをこころから望んでいます。

もうすでに試していただいてわかりますように（試していない方はぜひ試してください）、ＥＦＴの素晴らしさはまず、そのシンプルさにあります。少し先でお話するベーシック・レシピはおよそ二～三分で終えることができ、さらに先ほど紹介したショートカット・バージョンなどを行なった場合、一分ほどで本当に奇跡的な効果を期待できます。

日本人においては、ツボを刺激して治療を行なうことに対し、抵抗を感じる人は少ないでしょうが、ベーシック・レシピの途中でハミングをしたり数字を数えること、また、目を動かすことに抵抗を感じる方がいらっしゃるかもしれません。しかし、そのような方でも、ＥＦＴは変わりなくその効果を発揮します。

また、ＥＦＴの効果が信じられないと言われる方にも、ちょっと試していただくだけで、すぐに効果が表れます。そのことを理解していただき、できるだけすべてのものに試していただきたいと思います。どんな小さな問題、また、どんな大きな問題でも、ぜひＥＦＴを使用してみてください。きっと素晴らしい効果を得られると思います。

■ＥＦＴ使用時の注意点

数多いセラピー・メソッドのなかでＥＦＴほどシンプルでありながら、これほどに効果的なものはないでしょう。**しかも、その方法さえ身につけるなら、使用するための費用は一切かからず、一生を通してさまざまな状況に当てはめることができます。**そのうえ誰かに頼る、という必要も一切ありません。

副作用もほとんどなく、これまでに報告されたケースの中で副作用と呼べるものがあるとすれば、それは眠気やのどの渇きのようなもので、十分な水分を取り、しばらくの間休むことで回復できるものです。

この状態は催眠療法を行なったときにも起きることがありますが、潜在意識と身体のエネルギーのバランスが刺激されるために起こるものだと思われます。

それでも、薬などを飲んだときの副作用と違って、不快な症状が続くことは、ほとんどありませんが、常識に従って十分な注意を払う必要はあります。言うまでもありませんが、眠気がするようでしたら危険な動作は避けるべきでしょう。

車の運転のように集中力を要する動作は、十分に意識がはっきりとしていることを確認して行ないましょう。EFTを行なった後、疲れを感じるようであるなら、十分な水分を取り、眠気が覚めるのを待ちましょう。

もうひとつ注意する点がありますが、それはトラウマのような感情的に深刻な問題を抱えている場合に起こりうる問題点です。

EFTによってこのような複雑な問題も解決される可能性は十分にあります。現に数多くの方々が幼児虐待、性的虐待や、戦争トラウマのようにこころを深く傷つけているような過去の感情から解放されています。

ベトナム戦争から帰国されている米軍兵のなかには、何十年もの間、その当時の記憶によって苦しみ、毎晩のように悪夢を経験されている方々がいます。そのような経験から立ち直ることが不可能だと思われていた方のなかには、EFTを実際に数回行ない、苦しみから解放されたと報告されている方がいます。数十年の苦しみが数回のEFTのタッピングによって自由にされたのです！　戦争以来、はじめて心地のよい睡眠が取れたと喜ばれている方が大勢いらっしゃいます。

このように、EFTはこころの奥深くに根ざしている、大きく深い傷を癒すことができます。

このシンプルな方法によって、これほどに効果が現れるのは本当に素晴らしいことです。数分間のタッピングで、長い年月にわたって苦しみ続けていた問題が解決するのですから、このようにトラウマを経験されている方々には強く勧めたいものです。

しかし注意するべき問題があります。深刻な感情的問題を抱えている場合、その問題にはいくつもの様相が含まれていることがあります。

ＥＦＴを行なうさいには、もっとも目立っている様相から取り掛かり、その状況をできるだけ具体的に意識し、言葉として表します。多くの場合、問題を抱えている人にとってはその様相ひとつだけが問題であるかのようにはじめは感じていますが、ＥＦＴによってその問題が取り払われた後に、新たな、これまでに気づいていなかった問題が現れることがあります。

そして、その問題によっては大きなショックを受けることがあります。

たとえば、これから素敵な出会いと結婚を望み、男性不信を克服したい女性がいるとしましょう。はじめは、男性不信が以前の交際経験から来ているものだと信じ、「彼の裏切り」といった問題に対しＥＦＴを行ないます。

その後、「もっと自分に自信がもてるようになりたい」という題でＥＦＴをさらに行ないます。「彼の裏切り」そして「もっと自分に自信がもてるようになりたい」という問題はクリアされていきます。

でも、まだ何かが引っかかっているような気がしてします。「何かが引っかかる」との題でEFTを行ない、これまでに忘れ去られていた子ども時代の性的虐待が思い出されたとします。長い年月の間、潜在意識がその記憶のショックから自らを守るために隠していた凄まじい記憶です。

それが引き出されたとき、そのときのショックを再び感じてしまうでしょう。さらに、そのときの加害者が身近な人であったとわかった場合、そのショックはさらに強いものとなります。

このようなショッキングな出来事にも、もちろんEFTは驚くべき効果を発揮しますが、もし一人でEFTを行なっていたなら、突然の記憶、そして浮かび上がってくる感情に耐え切れず、その後、どのようにEFTを行ない、先に進むべきかが判断できなくなることがあるかもしれません。

ですから、もしあなた自身、もしくはあなたがEFTをしてあげようとしている人の問題に、深い、辛い、強い感情が埋もれている可能性に気づいたなら、必ず信頼できる専門家の監視のもとで進めるようにしてください。感情的になったときの対処方法、またその新たな問題からの開放への手順を誘導または指導してくださるでしょう。

抑えられている感情、忘れられている記憶は、その人を守るための防衛本能です。その人一人の力では耐えられないだろうと潜在意識が判断し、守っているのです。とても大きなこころの傷です。

身体に傷をおった場合、それが小さなものであれば、消毒をし、絆創膏を貼り、自分で行なう処置で十分でしょう。しかし、もし深い、大きな傷をおった場合、病院に行き、適切な処置を医者にしてもらいます。こころの場合も同じです。自分一人でも癒すことのできる傷は数多くあります。ほとんどのものがそうかもしれません。

しかし、なかには自分一人の力では難しいものがあるのを覚えておいてください。そして、その可能性があると感じた場合、専門の方の助けを求めるようにしてください。

もし、一人でEFTを行なっているときに、突然に強い感情が表れたなら、まずは大きな深呼吸を数回くり返してみてください。深呼吸をくり返しながらそれぞれのポイントをタッピングをしてください。そして水分補給を十分にしましょう。

感情が収まるのを待ち、もし収まるようでしたら、その日は続けずに一休みしましょう。その日以降に、その感情が問題だと理解し、自分でEFTを行なっても大丈夫だと感じたなら、その新たな感情を題に行なってみましょう。でも、もし無理かもしれないと感じたなら、そのときは必ず専門家に相談しましょう。

■具体的な問題に使用する（ベーシック・レシピ）

ではこれから、いくつかの具体的な問題にEFTを試してみましょう。性格の改善、家族の問題、職場での問題、学校での問題など、ひとつひとつの問題にEFTを実際に行なってみましょう。これらのすべてはあなたが引き寄せたいと思っているものを妨げる障害物である可能性があります。

先ほどはショートカット・バージョンを紹介しましたので、ここではベーシック・レシピについて説明します。

♪自分自身の考え方や思い込みに対して

まずは一番個人的な問題として、あなた自身に対する考えや思い込みなどを例に、タッピングを使用してみましょう。

もし、自分自身のことで「気に入らない」ことがあるなら、まずはそのことを考えてみましょう。自分のどの部分が気になるでしょうか？　内気なことでしょうか？　それともその反対でしょうか？　人と話すのが苦手でしょうか？　常にネガティブな考えが頭のなかをよぎることでしょうか？

そのような自分のことを考えるとき、どのような感情が湧いてくるでしょうか？　情けないと思いますか？　恥ずかしいでしょうか？　怒りを感じますか？　イライラさせられますか？

このことをよく考えて見てください。どのようなことが気になり、そのことでどのように感じるのか、これをできるだけ具体的に考えましょう。

そしてこの時点で、その「感情」が0〜10のスケールのなかでどれくらい重いものなのかを感じ取り、数字をつけましょう（10とは最大の苦痛を意味し、0はその状態から完全に解放されている状態を示します）。数字をつけたら、その感情と数字を覚えておきましょう。

次に、理想とする自分とはどのような姿なのかを想像してください。いつもニコニコと自信を持って人と話しているでしょうか？　いつも前向きで温和な性格でしょうか？　いまの自分には不可能、と思えるような想像であってもかまいません。EFTの場合、理想とする部分は「いまは〝できる〟と信じなくてもよい」のだと覚えておいてください。

このことをセットアップ・フレーズのなかに取り組みましょう。

まずは変えたいものをフレーズの頭に入れます。

①「たとえ、人と話すとき、顔が赤くなり、声が震えたとしても、」
②「たとえ、内気なため、うまく友だちが作れないとしても、」
③「いつも悪いことを考えている自分が嫌いだけど、」

次に、希望する場面を入れます。

①「これからは自信を持って話すことができると思う」
②「積極的になり、素晴らしい友だちができると信じている」
③「そのような自分はもう過去の人であり、これからはプラス思考になる」

そして最後に引き寄せたい状況をいれます。

①「いつも輝いている自分がいる」
②「周りが驚くほどの変化を遂げている」
③「いつも喜びを感じている」

そして この三つを組み合わせます。

①「たとえ、人と話すとき、顔が赤くなり声が震えたとしても、これからは自信を持って話すことができ、人との会話が楽しく、誰からも喜ばれる輝く自分を引き寄せます」

②「たとえ、内気なため、うまく友だちが作れないとしても、これからは積極的になり、素晴らしい友だちができると信じ、周りが驚くほどの変化を楽しみにしています」

③「いつも悪いことを考えている自分が嫌いだけど、そのような自分はもう過去の人であり、これからはポジティブで喜びの多い世界を作り出します」

これがセットアップ・フレーズの組み立て方です。

このセットアップ・フレーズはカラテチョップポイントを叩きながら、または圧痛点をもみながら口に出します（95pの図を参照ください）。セットアップが終わったら、そのセットアップ・フレーズからカギとなる言葉（リマインダーと言います）を抜き取り、それぞれのタッピング・ポイントをトントンとタップしていきます。

タッピングするときは、ネガティブな言葉を唱えながら一ラウンド、ポジティブな言葉を唱えながら一ラウンド、基本はその合計二ラウンドで行ないます。一ラウンドめのタッピングでは、ネガティブな部分を「叩き出している」と考えると理解しやすいかもしれません。

①のネガティブ・リマインダーは「顔が赤くなる」または「声が震える」など、②は「内気」や「友だちが作れない」など、③は「悪いことを考える」や「自分が嫌い」などといったものが考えられます。その他、あなたが思いついたネガティブ・リマインダーでしたらなんでもかまいません。

このネガティブ・リマインダーを唱えながら、まず一ラウンド、タッピングをしていきます。

頭のてっぺんから眉頭、目の横、目の下、鼻の下、あご、鎖骨、わきの下へ。ここまではすでにお話ししていますね。それから、手の指先四ヵ所（親指・人差し指・中指・小指。薬指はのぞく）を順に叩いていきます。

ベーシック・レシピにおいては全部で一二ヶ所をタッピングしていきます。

この一二ヶ所まで叩き終わったら今度は、脳を刺激し左右のバランスを取るためにナイン・ガミュートというシークエンスを行ないます。

まず、ガミュートポイント（手の甲にある小指と薬指の中間の位置辺りにあるくぼみの部分）をトントンとタッピングを続けながら、目を閉じ、開きます。

次に、顔はまっすぐ正面を向いた状態で目だけを地面に向け、ゆっくりと天井の方へと上げて行きます。次に斜め下を見、反対の斜め下を見ます。

そして大きく、ゆっくりと眼を一回転させ、もう一度逆に回転をさせます。そのままタッピングを続けながら、声を出して1〜5まで数えましょう（これは左の脳を刺激するために）。

それから次に短いハミングをします。「♪ハッピ・バースディ・トゥ・ユー♪」でかまいません（これは右脳を刺激するために）。音程の変化する曲でしたら何でもかまいません。ハミングが終わったら、もう一度、1〜5まで数えます。

ナイン・ガミュートのシークエンスが終わったら、今度はポジティブ・リマインダーを唱えながら、タッピング・ポイントを叩いていきます。ネガティブを叩き出した後に残った「穴」にポジティブを埋めていると想像しましょう。とても楽しい作業になります。
①のポジティブ・リマインダーは「会話が楽しい」や「みんなが喜んでいる」、②は「積極的になっている」や「友だちをたくさん引き寄せている」、③は「喜びが増える」や「新しい世界を引き寄せている」などといったものになります。

ベーシック・レシピ
Basic Recipe

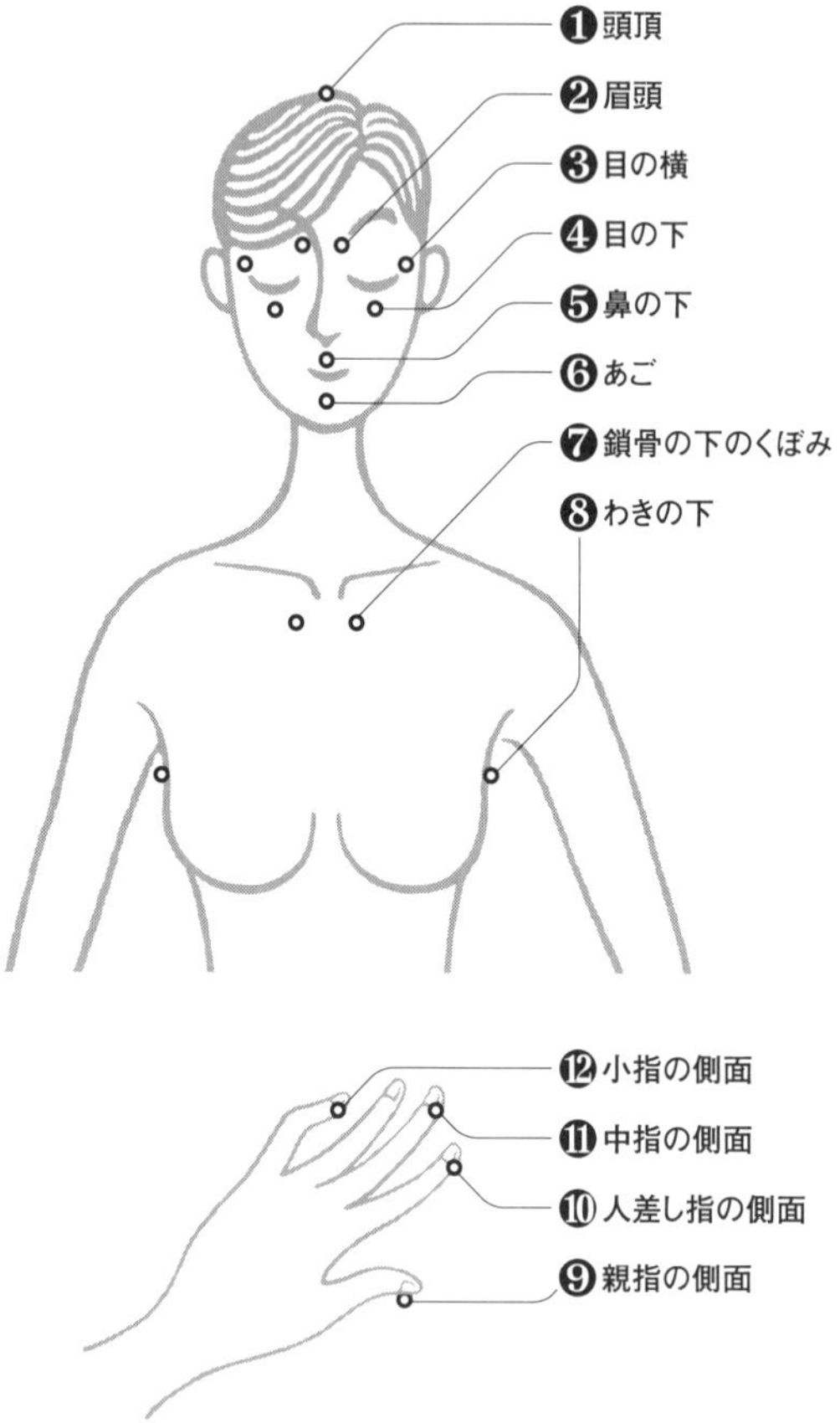

ナイン・ガミュート
Nine Gamut

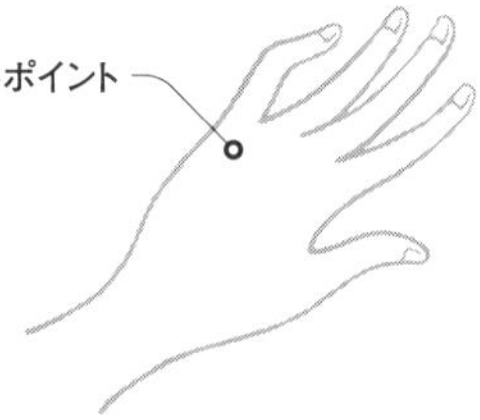

❶
目を閉じる

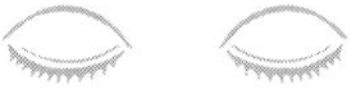

❷
目を開ける

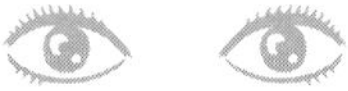

❸
地面を見る

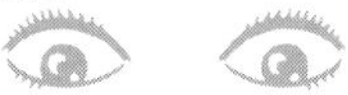

↓

天井を見る

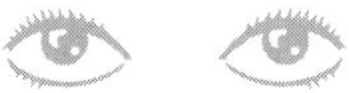

❹
斜め下を見る

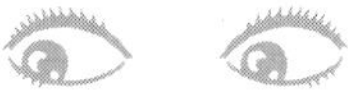

❺
反対の斜め下を見る

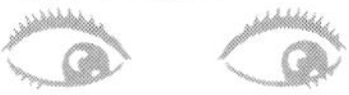

❻
眼を一回転

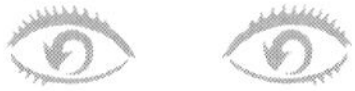

↓

逆周りに一回転

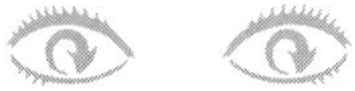

❼
声に出して1〜5まで数える

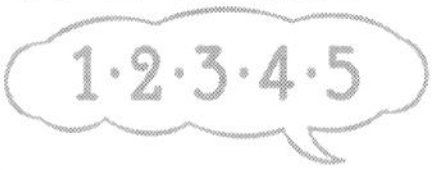

❽
短いハミングをする

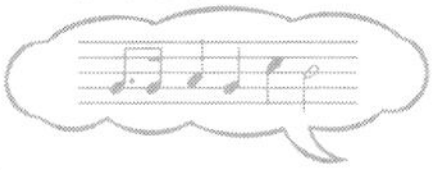

❾
もう一度1〜5まで数える

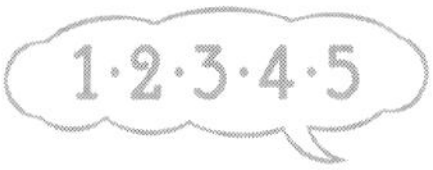

この他にも、タッピング中に浮かぶ言葉（リマインダー）は何でもかまいませんし、同じ言葉を何度くり返してもかまいません。セットアップ・フレーズのときと同じように、同じ問題に関する言葉であることに注意を払い、思いついた言葉を声に出し、タッピングを続けましょう。

このすべての過程を終えたら、大きく深呼吸をしましょう。

そして、セットアップの前に感じていた感情に集中し、先ほどのスケールの数字に変化があったかどうかを確認してみましょう。もしネガティブな感情がなくなり、数字が「0」になっているのでしたら、その問題に関してはもうそれ以上タッピングを行なう必要はないでしょう。

もし、数字が0まで下がっていないなど、まったく変わらないようであれば、もう一度はじめからセットアップとタッピングを行ないます。このときに異なるのはセットアップ・フレーズの一部分で、「まだ」という言葉を入れ込むということです。

ベーシック・レシピとショートカット・バージョンの違いは、指へのタッピングが入るかどうか、ナイン・ガミュートのシークエンスが入るかどうか、という二点だけなのです。

♪家族の問題について

では、次に家族の問題を考えましょう。EFTの手順としてはまったく同じですので、セットアップ・フレーズとタッピング中に使うリマインダー（キーワード）だけをここで考えます。

セットアップ・フレーズ

「母（父、兄弟、夫、妻、祖父、祖母など）の態度が嫌で嫌でたまらないけれど、彼女（彼）を許し、これからはお互いに理解し合える人間同士として楽しいコミュニケーションが取れることを期待している」

「いつも束縛されているのがムカつくけど、これが（彼・彼女）の愛情の表し方だと理解し、お互いを尊敬しあい、喜び合える関係が築けることを楽しみにしている」

「わかってもらえないことがむなしく思えるけど、愛を持って私の方から世界を変え、自分にとって自由で心地の良い環境を引き寄せ、そのなかで理解し合える関係が生まれることを楽しみにしている」

リマインダー

ネガティブ：「嫌でたまらない」「束縛される」「ムカつく」「わかってもらえない」「む

なしい」など。
ポジティブ：「理解しあえる」「愛情を感じる」「尊敬しあえる」「喜びを感じる」「楽しみ」「良い関係を引き寄せる」など。

♪職場の問題について

職場の問題についても同様に行なっていきます。

セットアップ・フレーズ
「上司（同僚）の態度がムカつくけど、彼（彼女）を許し、新たな関係を自ら創造できることを喜びます」
「立場が不公平で怒りを感じるけど、この状況を理解し、怒りが収まることで環境が大幅に変わり、公平になると信じる」
「職場にいると、とても疲れを感じるけど、ＥＦＴを行なうことでエネルギーが回復され、ポジティブな流れに変わっていくことを期待している」

リマインダー

ネガティブ：「彼の態度」「ムカつく」「不公平」「怒り」「疲れる」など。
ポジティブ：「新しい関係が作り出されている」「自分が変わっていっている」「流れが変わる」「私の周りが変化している」など。

♪学校の問題について

学校の問題については以下のようになります。勉強やテストに対しても効果を発揮します。

セットアップ・フレーズ

「友達とうまく付き合えず、悲しいけど、もう大丈夫。自分のエネルギーを受け入れ、これからは仲良くできる方向へ流れていくと信じている」

「先生の態度がムカつくけど、先生も大変であると認め、私がその被害者にならず、いつも機嫌のよいときの先生を引き寄せるようになる」

「テスト中にいつも緊張するけど、これからは落ち着いて集中できるようになるので、気楽な気持ちで楽しみながら、すらすらと問題を解いている自分を引き寄せる」

リマインダー

ネガティブ：「うまく付き合えない」「悲しい」「先生の態度」「ムカつく」「緊張する」など

ポジティブ：「楽しみが増える」「楽になる」「よい場面ばかりを引き寄せる」「落ち着いている」など。

このようにさまざまな問題に実際に試して見ましょう。交友関係の問題、恋愛問題など身近な問題に合うセットアップ・フレーズを考え、タッピングしましょう。

♪身体の問題について

同じように、多くの身体的問題にも使用できます。頭痛、肩こり、腰痛などはストレスと関係していることがよくあります。同じように高血圧、喘息、胃痛なども感情的な問題から影響されることがあります。ＥＦＴは多くの身体的な問題を解消してきています。そして引き寄せの法則では、このような身体的問題も自ら改善できるように助けてくれます。そ「これは無理だろう」と思う前にぜひ一度試していただきたいと思います。ただし、大切な注意点として、身体的な異常が考えられる場合、必ず医療機関の診察を受けましょう。

また、すでに何らかの治療を行なっている場合は、医者との相談の上で今後の治療方法を話し合ってください。EFTを行なった後、治療を続ける必要がなくなるかもしれません。しかしこの判断は必ず医者と十分に話し合い、決めるようにしましょう。

身体的な問題の場合、以下のようなセットアップ・フレーズが考えられます。

「たとえ、頭がきりきりと痛み、辛くても、この状態も自ら作り出したと認め、これからは健康的な自分を引き寄せることを楽しみにしている」

「春になるといつも鼻がむずむずし、くしゃみが出るけど、それはいままでの習慣的なものであったと考え、これからはどのような季節も私にとって心地の良いものであることを信じます」

「疲れが溜まるとすぐ肩が重くなるけど、この症状も楽になり、疲れを溜め込まない素晴らしく軽い体に生まれ変わることを感謝します」

「梅雨になると関節が痛み、雨の季節が嫌いだけど、これからは実りの多い雨を受け入れ、どのような季節にも影響を受けず、心地よく動きまわり、毎日の生活を楽しんでいる自分がいる」

「食事をすると胸がむかむかするけど、これからは美味しく食事をし、食事の楽しさを覚え、最後まで楽しむことができる」

♪スポーツなどについて

また、もっと上達したい分野に対してEFTはその力を発揮しています。これまでにゴルフやバッティングなどスポーツの分野においてもEFTは素晴らしい効果を示してきました。スコアーの上達、集中力の上昇、自信の向上など、多くの使用法があります。スポーツだけではなく、スピーチ、演奏、演技、パフォーマンスなどにEFTが使われ、喜びの声をあげる方が世界中に大勢います。

「クラブ（バット）を振るとき集中力が足りないけど、次からは十分に集中し、思い通りに打つことができ、みんなを驚かせている自分がいる」

「ステージに立つと緊張し、頭が真っ白になりそうだけど、これからは堂々とステージに立ち、その時間を楽しむことができ、ステージそのものが喜びの場所と変わっていく」

「競技のことを考えると逃げたくなるけど、力を十分に発揮できる自分の存在を信じ、一生懸命にそして楽しみながら挑戦している自分を引き寄せている」

このように、あらゆることにＥＦＴを利用することができます。

いま、一番望んでいるものが何かを確認し、そこにいたる過程であなたの邪魔をしている障害物を見つめ、叩き出し、希望あふれる未来を引き寄せましょう！

■ＥＦＴがうまくいかないと感じたとき

ここでは、ＥＦＴがうまくいかないと感じたときにできることをいくつか説明しましょう。

まずは、ＥＦＴをいくつもの問題に対して行なおうとした場合、混乱したり、疲れてしまったりするかもしれません。次にどう進めたらよいかわからなくなり、ひとつずつの問題がわからなくなってしまうことがあります。

特に一人で行なっている場合、ひとつのルールとして、ＥＦＴを行なうときには、いくつもの問題を一度に取り扱おうとせず、必ずひとつの問題を解決してから次に進むようにしてください。

解決とは、その問題に対する感じ方が、苦痛といえる10のレベルから0まで落ちることですが、もし1~2でも十分と思えるようでしたら、その状態で一度止めてもかまいません。まずはひとつの問題が良好に変化した状態を確認し、変化した自分をじっくりと観察しましょう。

問題によっては一~二回では「奇跡的解決」を見ることができないものがあります。その多くには習慣的なものがあり、タバコ、アルコール、薬物のような習慣性のものだけでなく、ネガティブな考えをもってしまう習慣に対しても根気が必要だと言われています。

このような場合は、すぐにあきらめずに根気よく続けてください。その「行動」をしたくなったときに（タバコが吸いたい、お酒が飲みたい、甘いものが食べたい、悪いことを考えている、など）、またはしていることに気づいたときにすぐにEFTでタッピングをしましょう。

その時点で「したい」という感覚が減少されるでしょう。この方法をしばらく続けているうちに徐々に「したい」という感覚がなくなっていくことに気づかれるでしょう。

それからうまくいかないとき、自分の言葉でセットアップ・フレーズを作っているでしょうか？　基本的なEFTのセットアップ・フレーズである「たとえ、…………であっても、私はすべてを受け入れ、私自身を愛します」でほとんどの問題に十分に当てはめることができますが、ときにはそれでは不十分なことがあります。

EFTは感情に働きかける療法であることを考えていただくとわかりますが、もし、実際にフレーズとして使っている言葉があなたのこころに伝わらないなら、その「効き目」は少ないことがあります。

自分の言葉で、そのとき感じた、こころに伝わる文章を作成することで、より効果が期待できます。その言葉は複雑なものである必要はなく、シンプルで直接的なもので十分であり、ときにはそのシンプルさが、複雑な文章よりはるかに効果があることがあります。

このことは特に子どもにEFTを行なう場合に覚えていただきたいものです。子どもは大人とは異なる「話し方」をすることが多く、私たちにはなじみやすいと思えるような文章でも、子どもにとってはピンとこないことがあります。お子さんの話をよく聞いて、本人が説明のときに使う言葉をセットアップ・フレーズにしてみてください。

日常会話を方言で話している場合も同じです。丁寧に標準語でフレーズを言う必要はなく、いつも使っている単語やフレーズをそのまま、セットアップに使いましょう。

気になっている場面は同じでも、そこで感じる感情はひとつだけとは限りません。過去に交通事故に遭われ、その記憶から苦しんでいる場合を例に挙げてみましょう。その交通事故のため、以降運転をすることに恐怖を感じているとします。

この場合、「交通事故」「恐怖」をメインにタッピングをはじめればいいように見えますが、多くの場合それだけでは完全に恐怖感を取り除くことができません。

このような場合は、その交通事故のどのような場面が、記憶のなかに感情と結びついてしまったのかを探ります。もし、「キキーッ」という音を聞くたびに、その事故の記憶が戻るようであれば、事故のときに耳にしたブレーキの音と感情が結びついているでしょう。

またば、夜運転中に対向車のヘッドライトが目に入り、ドキッとするならば、それは事故のときにぶつかってきた対向車の記憶が強烈に残っているためかもしれません。

このほかにも、車の色、車種、場所（トンネルのなか、橋の上、山の中など）が記憶、感情そして身体の中に深く根づいているかもしれません。

できるだけ具体的に問題点を探してみましょう。

たんに「事故」として問題を取り扱わず、そのなかに何が印象に残っているのかを探ってみましょう。また、このなかのどれかひとつだけではなく、いくつかの具体的な問題が複合的に含まれていることは大いにあります。ブレーキの音、ヘッドライト、トンネルといくつかの記憶に悩まされているかもしれません。

このような場合は、それぞれを別々の問題として扱ってみましょう。「ブレーキを聞いたときに胸がドキドキする」のなら、まずはその音、そしてドキドキ感を取りのぞくようにしましょう。それから、次に「ヘッドライト」「トンネル」とつづき、それぞれにどのような感情が、身体のどの部分に感じるかを確かめ進めていきます。

ＥＦＴがどうしてもうまくいかないと思い込んでしまった場合はどうでしょう？　このようなときは以下のようなフレーズを試してみてください。そしてその後にもう一度はじめの問題に取り掛かってください。

「思うようにＥＦＴが効果を表していないけど、自分のなかにある力を受け入れ、必ず効果があることを信じる」

「ＥＦＴの効果がうまく感じられないけど、必ず効果が出ていて、その感覚がすぐに現われると信じ、楽しみにしている」

「そんなに簡単に問題が解決できると思えないが、自分では理解できない形でうまくいくと受け入れ、すばらしい結果が待ち受けているのを信じる」

また、以下のようなフレーズに何かを感じるところがあれば、ぜひ使って見ましょう。

「この問題が解決できるとは思えないけど、思い切ってＥＦＴを信じてみよう」

「この問題から自由になる権利がわたしにはないけど、もうこれ以上苦しむのはよそうと思う」

「この問題から解放されることは不可能だと思うけど、奇跡を信じようと思う」
「誰もがこの問題から逃れられないと言うけれど、自分を信じ、自由になろうと思う」

このように、もしＥＦＴをしても、思うように効果が感じられないと思ったときは、上記のフレーズをヒントに工夫をしてみましょう。ここで大切なことは、あきらめずに自分にぴったりの方法を見つけることなのです。

■ＥＦＴはなぜ否定的な文を使用するのか

多くのセラピー・メソッドではポジティブな言葉をメインに出し、前向きに進む形で問題点を扱います。**ＥＦＴはその逆で、ネガティブな部分に集中しながら問題を解決しようとします。**

このことに疑問を持つ方がいるかもしれません。現に私自身の娘もタッピングしながら、ほしくないと思っている問題点を口にするのに抵抗を感じていました。彼女の考えでは、「ほしくない」と思っているネガティブな問題が、タッピング中にさらにしみ込むと感じたようです。それでも彼女の考えを無視し、セッションを進めることで不思議とＥＦＴはきちんと効果を表しました。

ＥＦＴはほかの療法と異なって、前に進むことをメインにしているセラピーではありません。ＥＦＴは過去のネガティブな感情を取りのぞくことをメインにし、その結果、自然な形で前に進む手助けをしてくれるセラピー・メソッドなのです。

そこで引き寄せの法則とのコンビを組むことで最強のツールとなります。ＥＦＴでこれまで創造したネガティブを取り払うことができ、法則を意識しながら希望の世界を創造することができるのです。

ＥＦＴでは過去の問題に集中できるように、その問題点を声に出します。その問題に十分集中することで、こころと身体に「いま、この問題を解決したい」と伝えているのです。芳香剤と消臭剤の違いと似ています。ポジティブな言葉で問題点を覆い隠すのではなく、直接的に問題点を集中攻撃するのです。

それでも、ネガティブな言葉に違和感を感じる人は、タッピング中に問題点を「叩き出している」とイメージしてください。トントントンとタッピングしながら問題がどんどん出て行っていると思えば、納得がいくかもしれません。叩いていることで石を崩しているとイメージしてください。そしてその崩れ、消えた場所には新たにあなたが想像した希望を創造するのです。

み→脇の下→親指の側面→人差し指の側面→中指の側面→小指の側面

2：ナイン・ガミュートを行なう。

☆このナイン・ガミュートのシークエンスの間は、ガミュートポイントをタッピングし続けること。

・ガミュートポイントをタッピングしながら、目を閉じ、開く→地面を見て天井を見る→右斜め下を見る→左斜め下を見る→目を右回し→目を左回し。

・次に1・2・3・4・5と数える。

・それから短い曲（アルプス一万尺・メリーさんの羊・ハッピーバースディなどお気に入りのもの）をハミングする。

・もう一度1・2・3・4・5と数える。

3：ポジティブ・リマインダーを声に出しながら、再度各ツボを順に5～7回タッピングする。

⑥タッピングが終わったら深呼吸をして、コップに水を1～2杯飲む。

⑦問題の度合いを計り、最初のときとの違いを確認する。

⑧問題の度合いが0になっていなければもう一度、③から同じ手順をくり返す（その際、セットアップの文頭に「まだ」というフレーズをつけること）。

ＥＦＴフローチャート

①「何が問題か」を意識する。

↓

②その問題の度合いを計る（10段階評価）。

↓

③セットアップ・フレーズを作る。

ネガティブ（現状）＋ポジティブ［アファメーション］＋望み叶えたいこと（未来）

↓

④セットアップ・フレーズを声に出しながら、圧痛点のツボを刺激する。圧痛点は胸かカラテチョップポイントのどちらでもよい。

↓

⑤実際のタッピングに入る。

（①〜④までを行なってから、以下のＡ・Ｂを選択してタッピングすること）

Ａ【ショートカットバージョン】

１：ネガティブ・リマインダーを声に出しながら、各ツボ（計８箇所）を順に５〜７回タッピングする。

頭頂→眉頭→目の横→目の下→鼻の下→あご→鎖骨の下のくぼみ→脇の下

２：ポジティブ・リマインダーを声に出しながら、再度各ツボを順に５〜７回タッピングする。

Ｂ【ベーシック・レシピ】

１：ネガティブ・リマインダーを声に出しながら、各ツボ（計11箇所）を順に５〜７回タッピングする。

頭頂→眉頭→目の横→目の下→鼻の下→あご→鎖骨の下のくぼ

第四章……さらに引き寄せの法則を学ぶために

■自分を大切にすること

人生の成功を成し遂げるためにはバランスが必要であり、そのバランスを保つためには大切にしなければならないものがあり、順番があるのです。

それは以下の四つです。

1 自分自身
2 自分の信念

3　愛する人々
4　仕事

この順番は世界中のあらゆる成功者が声をそろえて伝えているものです。もちろんビジネス業界の大物と呼ばれている方々も同様です。

本当の成功者は、生活のすべての面でバランスを保つことが大切であると言われています。ビジネスの成功だけに目を向けているなら、その他のバランスが崩れ、いずれビジネスそのものも崩れていくと知っているからです。そして一時期成功を喜んでいても、その喜びは続かず、真の喜びも感じないままに人生が終わってしまうことを私たちに促しています。

この四つのものがひとつでもかけたり、その順番が変わってもバランスは崩れ、すべてのものが不安定になり、それぞれどれをとっても良い形に進めていくことができなくなります。この順番を守ることにより、そのすべてがとても良い形にバランスが取れるだけではなく、それぞれが素晴らしい実を結び、満足感そして幸せを感じることができます。

これは法則として考えたときにもよくわかります。

まずは自分自身を大切にしていなければ、喜びを感じることはできず、不満、寂しさ、疲れ、悲しさ、むなしさなど、ネガティブな感情を感じることになり、もちろんネガティブなエネルギーの波動《ウェイブ》を送り出すことになります。

このネガティブな波動が送り出されたとき、何が起こるでしょうか？　ネガティブなものを引き寄せてしまいますよね。法則では「招待」をせずに現われるものはないと言います。ネガティブな感情を抱くことで「ネガティブな招待状」を送っていることになり、その招きにそってあらゆるネガティブなものが現実に現われます。

ネガティブな感情を感じているということは「自分を大切」にしていないという証拠です。最近あなたはどんな感情を感じていますか？　自分のことを何番目に大切にしていると思いますか？　本当に大切にしていますか？　このことを自問してみてください。

自分を大切にしていなければ、他のものを本当の意味で大切にすることができません。あなたが幸せを感じ、喜びを感じ、満足を感じてはじめて、あなたは愛する人を本当に大切にでき、真の意味で仕事を満足に成し遂げることができます。

時間をかけてぜひ、自分を見つめてください。

鏡に映る自分の姿を真剣に見つめ、瞳の奥にいる自分に語りかけてみてください。きっと内なる自分があなたを待っているでしょう。

■自問自答の季節はいま

毎年お正月を迎えるとき、新年には何が待ち受けているのだろうと期待をもって、一年が実りの多いものになることを願います。以前の私は新年は何を運んでくるのだろうと考えていましたが、いまでは今年は何を引き寄せるかを想像します。

私も引き寄せの法則を意識した毎日を送っていますが、もちろん完璧ではないのでネガティブなものを引き寄せることもあります。でも、この法則を知っているおかげで、その引き寄せたものが自分から生じたことにすぐに気づき、その意識のエネルギーから離れ、ポジティブを引き寄せることができるようになっていることにとても感謝しています。

その良きツールとなっているのがＥＦＴであることは言うまでもありません。

ＥＦＴのおかげで救われた場面は多く、過去から解放され、新しい「荷物」を背負うことがないよう、大きな助けになっています。自分の中にあるネガティブに気づき、ＥＦＴでしっかりと払い出すことができるようになりました。

新年でなくても自問自答をする機会はいつでもあります。毎日の忙しさに追われている人にとっては、自分のための時間をとることはあまり意識しないかもしれませんが、少しの時間でも自分のためにとるなら、大きなものを得ることができます。あなたの世界で最も大切な存在であるあなたのために、意識的に時間をとってあげましょう。そして下記の質問を自分に投げかけてみましょう。

・「感情面での私はどうだろう？　最近ネガティブなことを考える時間とポジティブを考えている時間とではどっちが多いのだろう？」
・「身体の具合はどうだろう？　頻繁に現われる症状はあるかな？　つい、薬箱に向かって「鎮めよう」としている症状はないだろうか？」
・「人間関係はどうだろう？　不満を感じたり、イライラさせられることは最近多いのかな？　どうしてそこまで感じてしまうのだろう？」
・「愛する人たちに対してはどうだろう？　最近その思いを感じたり、伝えているだろうか？　愛を大切にしているだろうか？」
・「住居環境に満足しているかな？　もっと良い、住み心地の良い環境を作るにはどうしたら良いのだろう？　このままで良いのかな？」
・「経済状況に満足しているだろうか？　余裕を持って、楽しく生活するだけのものを得ることができているだろうか？　他にできることはないか？」

・「私は本当に自分が何を望んでいるのかに気づいているだろうか？　どこかで妥協しているものはないだろうか？」
・「私の信念ってなんだろう？　人任せにしたり、他人を気にして自分の信念を失っていないだろうか？」

他にも自問できることはたくさんあります。この機会にぜひ、自分とお話しをしてみてください。

そして、ＥＦＴと法則の組み合わせをうまく利用し、ネガティブに気づいたら、タッピングで取り払い、その後半には法則でたくさんのポジティブを入れていってください。**法則に不可能はありません**。どんな状況に置かれていようと、本当に望んでいる状況をしっかりとイメージし、すでにその状況を体験していると「感じる」ことで、その望みの状況は現実に表れます。そのことを楽しみにしましょう。

■くり返される思考の力

ＥＦＴのセミナーで紹介している内容のひとつに**「可能性の宮殿」**というものがありま

す。この内容のなかで引き寄せの法則に関連している部分がありますので、ここで少しだけ紹介します。

可能性の宮殿では、私たちがそれぞれ、自分にとって「居心地のよい」部屋に住んでいると考えます。居心地のよい部屋とは、必ずしも素敵な部屋ではなく、自分にとって慣れてしまっている環境で、変えたくない、または変えるのが怖いなど、引っ越し(変化)をすることに抵抗を感じ、ずっとそこにいようとする部屋です。これは、私たち一人ひとりが自分にとって「これが私の世界」と思い込み、住んでいるという現状です。

その部屋にはもちろん壁があります。そしてその壁にはこれまで生きてきたなかで他の人や環境から感じ取ったことをいっぱい書き込んでいます。ポジティブなものもあれば、ネガティブなものもあります。そしてそれらの言葉ひとつずつを私たちは日々無意識に感じながら生活をしています。壁に書いてある言葉はいつの間にか「人生のマニュアル」となり、それにしたがって考え、感じ、生活をしているのです。

その書かれている言葉のなかでも特に大きく、太く書かれているものがあります。それは何度もくり返し言われ、または感じた事柄です。親から言われたことかもしれませんし、さまざまな体験のなかから何度も感じ取ったことかもしれません。同じことがくり返されれば、くり返されるほど、その壁の言葉はどんどん太く、そして大きくなり、目立ってきます。そして目立てば目立つほど意識しやすくなり、いつの間にかそれが「自分の真実」になってしまいます。

これは引き寄せの法則と同じです。私たちが何度も何度もくり返し考えていることにはそれだけのエネルギーが入り込み、波動《ウェイブ》が強まって「願い」が放たれます。そして、さらに考え続けていることで「受け入れの波動」も強くなり、それだけ早く現実に現われます。習慣になって考えていることがあれば、その波動はとても強くなるということです。

あなたが習慣的に考えていることは何ですか？　それはネガティブなことですか？　それとも楽しくなるようなポジティブなことですか？　法則はそれがなんであれ、想像しているものを引き寄せます。そしてそのことをどれだけ考えているかによって引き寄せる力が変わってきます。

ネガティブなことを考える習慣があるなら、まずはそのことを想像する時間を少なくしましょう。そして意識的にポジティブなことを考えるようにしましょう。ネガティブなことを考えている自分に気づいて、直ぐに考えるのをやめる習慣をつけましょう。

■変化を楽しみましょう

多くの人は変化を怖いものだと感じています。たとえ好まない状況にいるとしても、何が待ち受けているかわからない「変化」へ向かうより、もうすでに「慣れている」状況にいる方が安全のような気がしてしまうものです。

でも、正直にいまの自分、いまの状況を見つめてみてください。本当にいまの状況でよいですか？　よい！　いまは幸せ！　最高！　と言える人は、ぜひその状況に感謝して、その気持ちをもっともっと膨らませてください。そうすることでより多くの幸せそして喜びが現われます。

でも、もし「この状況はいやだ……」と思うところがあるのなら、少し勇気を出して「変化」に挑戦しましょう。少しの勇気を出すことで「次の勇気」が引き寄せられます。

もちろんこのときにイメージが大事ですよ。

法則で引き寄せたいものは何でしょう？　それをできるだけ具体的にイメージしてください。そのイメージにはネガティブが入る隙間を与えず、ポジティブでいっぱいにし、いまその喜びを感じてください。

そうすることで状況がとてもスムーズに、そして喜びを感じながら変化していきます。

そしてそこから次の引き寄せの力が動き出します。変化を恐れず、変化を楽しむことです。

本当に欲しいものをしっかりと引き寄せてください。あなたの世界を変えることができるのはあなただけです。

突然に大きな変化を遂げる必要はありません。人によっては変化することを自分に許可するところからはじめる人もいるでしょう。自分のペースで少しずつ変化していけばいいのです。無理は絶対にしないでくださいね。

そして、もし変化をはじめた方向がやっぱり自分に向いていないと思ったら、別の変化の道を選んでください。引き寄せの法則のすばらしいところはいつでも、どんなときであっても変更が可能であることを忘れないでくださいね。

そして、たとえ理想どおりに、すぐに変化ができなくても、自分を責めることなく、逆に自分を励ましながら再チャレンジしてください。人生のチャンスは一度や二度ではありません。法則は何度も何度もチャンスを与えます。あなたが望む回数だけチャンスはあるのです。あなたが変わることを一番にあなたが望み、楽しみにしてください。あなたの世界で一番大事な存在はあなたです。あなたがいなければ、あなたの世界は存在しないのです。

■ほしがってはダメ？

ほしいと思ってはいけない、と言われてどう思われますか？　引き寄せの法則もやはり、こころを試しているもの、愛を試しているものと感じて、すべては忍耐だと思ってしまいますか？　でも、そうではないのです。法則は法則なので、私たちがどのように感じ、何を思っているかなどと気にしていません。善悪もなく、ただただ法則として存在しているだけです。

では「ほしいと思ってはいけない」のはなぜでしょうか？　それは、ほしいと思えば、「ほしい」状況が続くからです。家がほしい、車がほしい、パソコンがほしい、パートナーがほしい……。

ほしいという願いそのものは悪いものではなく、ほしいものが何かを明らかにしてくれるものです。何がほしいのかということを気づかせてくれるものです。ですので、無視するものでもありません。ではどうしたらよいのでしょうか？

まずは、ほしいと思っているものに気づいてください（人によってはその前の段階で、「ほしくない」ものに気づく必要があるかもしれません。ほしくないものに気づくことで、本当にほしいものが何かが見えてきます）。

ほしいものが明らかになったら、今度は「ほしい」という思いを手放しましょう。ネガティブな感覚の「ほしい」なら、なおさら早く手放す必要があります。

代わりに「楽しみ」に意識を向けていきましょう。そのほしいと思っているものがあなたのために準備されているのを想像し、喜びを感じましょう。あなたが創造しているということを忘れないでくださいね。あなたがただほしいとだけ思っているのなら、ほしいという状況を創造しているだけです。

ほしいという願いは気づくためのもの。これを忘れないようにしましょうね。そして気づいたなら、「想像」してください。そのほしいものがあなたの手元にすでに届いていると想像してください。それがあなたの「創造」の力です。

「ほしい」は気づきのツールです。ツールはツールの役割だけに使い、「楽しみ」「喜び」を創造のために使いましょう。

■あなたはどんな波動《ウェイブ》を出していますか？

私たちは常に波動を出しています。私たち自身が振動しているのですから、これはとても当たり前のことですよね。すべてのものは振動しています。なので、波動を止めているものはありません。私たちは気づかなくてもエネルギーを常に動かしているのです。

問題なのは「どんな波動」を出しているかです。私たちの思考は常に振動し、動き出しています。そして感情も同じように振動し、動いて出て行きます。この二つが重なったとき、とても強い波動を送り出し、同じ組み合わせが多ければ多いほど、それに合った「もの」が引き寄せられます。

あなたは最近どんな波動を出していますか？　いまこの瞬間はどうでしょうか？　無意識に、そして気づかずに出しているものがないでしょうか？

今日の気分はいかがですか？　その気分の通りにエネルギーは動いています。毎日チェックを入れるようにしましょうね。予定表の中の一項目として、まずは自分へのチェックを入れてみましょう。他の人の予定をチェックするよりも大切なことですよ。

自分が自分の前の現実を作り出しているのだから、誰か他の人にチェックを入れるよりは、自分の思考、そして感情にチェックを入れるほうがはるかに賢明です。

自分へのチェックは朝起きたときからはじめることもできます。目を覚ました後、すぐに「今日の私の気分」を意識しましょう。

■受け入れの大切さ

法則を紹介するときに、三つのステップがある、というお話をしました。ここで、もう一度ふり返ってみましょう。その三つとはASK、ANSWER、そしてALLOWでしたね。

ALLOWを英和辞典で調べると「許す、許可する」と書かれてあります。

ここで用いている意味を考えると、法則についてはこの訳ではちょっと不十分なので、これにもうひとつ加えたいと思います。それは「受け入れる」です。

考えてみてください。はじめの二つのステップASK（アスク・お願いをする）そしてANSWER（アンサー・答え）はほとんど自動的です。ASKに関しては、それを意識的に行なっているかどうかで差はありますが、自分がほしい現実を想い浮かべることで、その想いは自動的に宇宙に送り出されます。そして、その瞬間に宇宙は私たちの願いを叶える準備を即座に行ないます。

ここまではとても簡単なことです。

そして最後のステップのALLOWがもっとも大切で、重要なステップなのですが、ほとんどの方が難しいと考えているものです。

そこで「許す」そして「受け入れる」について少し考えて見ましょう。

これまでのセミナーやセッションなどで出会った方々のなかで「自分を受け入れる」ことが難しいと感じている人がいます。数十年の間に体験してこられたことがそうさせていて、現状から抜け出し、望みを叶えるだけの価値が自分にはないと考えてしまっているのです。

また、これまでの生活環境のなかでさまざまな人の「考え」を、そのまま自分のなかに植えつけている方も多くいらっしゃいます。「私たちの家庭では成功した人なんていない」「そんなに楽にお金が入るはずがない」「そんな甘い話があるわけないじゃない」など、「よかれ」と思って述べられた人々の言葉が自分のなかに染み込んでいます。

そういう状態が日常になっていると、「自分の可能性」を受け入れることが難しくなります。実際に「私には幸せを手に入れる価値はない」「そんな資格もない」「望みを叶えるなんてできっこない！」「宇宙が私なんかのために何かしてくれるわけがない」と考えてしまいます。

でも、もうすでにこの「法則」はあなたの個人的な世界で動いているのです。無意識の状態でASKを実行しており、自動的にANSWERが動いています。そして、この法則は意識することで素晴らしいものをいっぱい運んできてくれます。

そこでこのALLOWのプロセスをもう少し意識し、まずはその結果が現われることを自分に「許し」ましょう。そして、そのエネルギーの流れが、素直に自分の世界に現われることを「受け入れ」ましょう。

どうしても受け入れられないと思うなら、**まずはゲーム感覚でこの法則と遊んでみましょう。**小さいものでも何でも良いです。まず身近なものでぜひ、試してみてください。

私の知り合いで手帳がほしいと考え、この法則を試された方がいます。そしたらなんと一週間以内に五冊も手元に届いたそうです！

懸賞で当たったもの、友人からいただいたもの、職場でいきなり配られたものなど、本人もびっくり！

私も日ごろ行なっているゲームがあります。それは私の誕生日の数字を引き寄せることです。私の誕生日は四月一一日ですが、この数字の組み合わせが日中に何度も出てきます。組み合わせは４１１でも１１４でもＯＫとしていますが、これまでに面白い引き寄せを何度もしています。

まず、ドライブ中にはこの組み合わせを他の車のライセンス・プレートで日々見ます。実際に私の家の近所、事務所の近所、そして娘の家の近所にもこのナンバーの車がありますす。私と一緒にドライブをしている人々も驚くほど、このナンバーと頻繁に出会います。

それだけではなく、セミナー会場の部屋番号が４１１であったり、そのときに宿泊したホテルの部屋も４１１でした。昨年「引き寄せて」引越しをした家も番地が１１４です。そしてなんと、自宅の周りを巡回しているパトカーのナンバーも４１１なのです！　最近ではこのパトカーを見るたびに「ママのパトカーだ」と子どもと笑って楽しんでいます。もし、なかなか法則が信じられないと思うなら、あなたもゲーム感覚でまずは試してはいかがですか？　実はそれがＡＬＬＯＷの大きな助けになります。

法則を一番上手く動かす方法は「楽しさ」を感じることでしたよね。信号がいつも青だとか、電車ではいつも席が空いているとか、いつも良い駐車スペースにめぐり合えるなど、遊び感覚で試してみてください。

遊びの名人は法則の名人への近道です。

■限界を作り出しているもの

私たちのほとんどが、「人間には限界がある」とくり返し教えられて育ちました。驚異的な出来事を成し遂げている人をメディアで見るとき、「人間なのにすごい！」と思い、特別な能力がある、または突然変異によってそのような技ができるのだと考え、彼らは自分とはほど遠い存在であると考えがちです。

しかし、人間は人間であることだけでも素晴らしいことであり、あなたはその素晴らしい人間に生まれてきたのです。そして、**自分に限界があると信じ、限界を作っているのは**

あなた自身が「限界がある」と思っているその考えだけなのです。

できないと思っていることはたくさんあるでしょうか？　できないと思ったことで限界を自ら作っています。最近どんな限界について考えていますか？　どんな限界を感じていますか？　その限界は現実に現われます。そこに感情が入れば入るほど、さらに早く現われます。

自分で作り出した限界にはどのようなものがあるでしょうか？　世界中の不思議をすべて受け入れる必要はありませんが、あなた自身が何かしたいと思っているのに、自分には無理だと思っているために自ら限界を作っているなら、もったいない話です。できなくしているのは唯一あなた自身です。それを認めましょうね。

お金がないから、親が認めないから、体力がないから、知識が足りないから、学歴がないから、経験が足りないから、時間がないから、考えればいくつでも限界を作り出せます。しかし、それらのどの原因も本当の原因ではありません。限界の原因はお金や親でもなければ、時間や学歴でもありません。あなたがただそう思っているから、それぞれの状況のなかで「できない」を作り出しているに過ぎません。

誰かのせいにするのを止め、自分を責めるのを止めたときが本当のスタートラインです。そのスタートラインからは自分の足（思考）に意識して走り出しましょう。ゴールを期待し、楽しみながら走る！　想像力をいっぱい膨らませましょう！

描けば描くほど、その想像は現実に現われます。その喜びをいま感じれば感じるほど、さらにその想像は現実に現われます。限界も同じです。そうすべてはあなたが作り出しているものです！

■少しからはじめるのも良い

法則を学びはじめた人のなかには、大きなお願いごとをするのが苦手な人がいます。法則の講座では、参加者に引き寄せたいものを描いてもらうワークがありますが、机を見回るなかで一番に見るのは、洋服や靴、カバンといった身近なものです。せっかく講座を受けているのだから、もっと大きなものを引き寄せたらよいのにと私はいつも思いますが、やはり「引き寄せやすい」ものを選んでしまいます。

そこにはひとつの人間の心理が隠れているのが見えます。それは「がっかりしたくない」という心理です。引き寄せるものがすぐに手に入るものであれば、「偶然」に手に入るかも知れず、入らなかったとしても、そんなに大きな影響を受けずにすむからです。

そこですでに「限界」を作ってしまっているわけですが、そのことにも気づかない場合があります。法則では小さなものを引き寄せるのも、大きなものを引き寄せるのも同じことです。それだったら、大きなものを引き寄せた方が嬉しいじゃないですか！

それでも、これまでの考えの習慣から、大きな引き寄せが可能であることが信じられないなら、せっかく引き寄せの時間を作って、一生懸命にイメージをしても、そのイメージとポジティブな感情を持続することはできません。イメージをし、そのイメージに感情を加えて宇宙に放つのははじめのステップで、その願いに基づいてすぐに法則はあなたが「注文」したものをまとめます。

ここまではとても簡単な作業です。でも、その後が最も大事なステップでしたよね。受け入れる、あなたが注文したものが届くように波動《ウェイブ》を維持しなければなりません。この段階でつまづいてしまう人が多いのです。そしてお願いしたものが「無謀な注文」と感じていればなお、波動をあわせ続けることが難しくなります。

もし、あなたがすぐに法則を全面的に信じて想像をし、思いと感情を持続させることができるのなら、ぜひ大きな引き寄せ、人がびっくりし、うらやむような引き寄せをしてください。

でも、もしあなたに「疑い深い」ところがあるなら、「安全」で「可能」な引き寄せからでもはじめてください。手帳、ハンカチ、コーヒーカップなどを引き寄せてみてください。またはいつも笑顔が素敵な店員と出会うという引き寄せもよいですし、しばらく会っていない人からの電話でもいいでしょう。

あなたが想像するのが楽なもの、そして期待感を持ちながら、気持ちを持続できるものを選んでみてください。そしてしばらく法則と「遊び」、コツがつかめてきたら、さらに「大きな」引き寄せにもチャレンジしてくださいね。

楽しんでください。引き寄せは楽しいものです。人生は楽しいものです。そのすべてはあなたからはじまります。

■小さな一歩も認めましょう

意識的に法則に基づいて生活をしはじめたとき、「法則」をうまく使えた場面、そして「失敗」した場面を数々経験するようになるでしょう。まだまだ迷いながら進むということもあるでしょう。

人生のテーマにはいろいろあり、うまく法則を使えるものもあれば、難しく感じるものもあるでしょう。物質的なものを手に入れるのはうまくなっても、人間関係では難しいと感じる人もいれば、人間関係はとてもスムースに運べるようになったのに、お金を引き寄せることが苦手だと感じる人もいるでしょう。

何かに対して「苦手意識」を持っている場合は、そこに隠れている過去からの経験が関係していることが多くあります。それは何だろうと自問をし、過去の「荷物」を降ろしたときに、それまで抱えていたネガティブなエネルギーが取れ、望みを引き寄せるポジティブなエネルギーをその代わりに抱えることができるようになります。ここでもEFTはすばらしい助けとなります。

それでも、自分でセッションを行なっているときに、すぐに心と体が軽くならないことを経験するかもしれません。過去を探り、「何が原因なのだろう？」と考え、思いつくままにタッピングを続けているにもかかわらず、荷物がすべて降ろせていないことを感じるかもしれません。

EFTはすばらしいツールであり、一分で何十年の苦しみから解放されることがありますが、ときには数回自問自答をしながら続けなければならないこともあります。特に習慣的なものには持続が必要なケースを多く見かけます。通常、習慣的なものといえば、タバコ、アルコール、ギャンブル、薬、などを想像しますが、あまり気づかれていない、多くの人が行なっている習慣的なものがあります。

それはネガティブな考えをしてしまう習慣です。

ネガティブな考えを習慣的にしている人にとって、いきなり辛い感情から最高の喜びや愛を感じるのは難しいものです。また長い間、体そのものがネガティブな感情の「感覚」を覚えているため、たとえネガティブなことを考えていなくても、胸の圧迫が取れなかったり、手や腕のイライラした感覚が抜けなかったりするために、感情が取れていないと思ってしまうこともあります。

長い間心身が「覚えて」しまった感覚はすぐに取れずに、少し時間が経ってから自然に取れていくこともあれば、実際には取れているのにその「残像」を感じていることもあります。

ただちに自由を感じ、元気になりたいと誰もが思うでしょう。そして、ＥＦＴでセッションを続けていくことで必ず解放されると私は信じています。でも、そこで力みすぎず、自分をいたわりながらマイペースで進めてほしいと思います。

ＥＦＴが上達してくると、すぐに辛い感情から楽な感情にならないことで自分を責める人もいます。でも、法則を考えてください。自分を責めることでどのようなエネルギーを送り出し、何を引き寄せてしまいますか？　それは望んでいないものでしょう。

大切なことは、たとえ小さな進歩でも、その進歩を認めることです。ＥＦＴでは感情をまず0から10のスケールで量ります。0というのは辛い感情がなくなっている状態で、10

とはもっとも苦しい状態を表します。ＥＦＴのセッションの目的はもちろんこの数字が０になることであり、０を目標にセッションを進めます。

それでも、すぐに０にはなれないこともあるのだということを知ってほしいと思います。特に一人でセッションを行なっている場合、こころの奥深くに埋もれている傷を、自分だけで掘り起こすことが難しい場合もあります。私自身も日ごろＥＦＴを自分のために行なっていますが、日常的な問題は自力で０に持っていくことができても、過去の根深いトラウマに対しては人の助けを借りることもあります。

このようなときでも、その傷の深さそして複雑さによっては一回や二回のセッションでは取れずに、根気が必要なこともあります。でも、本当に10といえるような辛い感情を感じているとき、セッション中にその数字が７に下がっただけでも、大きな開放感を感じるものです。そして10が７に下がったことを無駄にしないためにも、この７という開放感に感謝してじっくりとそれを感じるようにしています。

アブラハム・ヒックスがこのことをとてもわかりやすく説明していますので、ここで私なりに紹介をしたいと思います。

たとえば、ある人に対してとても強い怒りを感じているとします。数学的に考えてみましょう。「怒り」を解くためには「許し」が式になり、解答は「愛」となります。この

「愛」の解答が出て、はじめて一〇〇点になりますよね？　数学的に考えるとそうなります。

でも、法則的に考えた場合はちょっと違います。

法則ではすぐに怒りから愛に飛ぶ必要はないのです。もちろん目標は愛ですが、その愛に少しでも近づいたなら、それも一〇〇点なのです。すこしでもプラスに変化することができたならそれは一〇〇点です。

怒りを感じるよりも憎しみを感じる方が楽なら、その感情が変わったとき、それは一〇〇点。憎しみから「がっかり」に変わったなら、それも一〇〇点。「がっかり」から「どうでもいい」に変わったときも一〇〇点。「どうでもいい」から「望みがある」と感じたときも一〇〇点です。

ネガティブな感情の強さを少しでも楽に感じられるように変化させられたとき、それはどんなに小さな動きに見えたとしても一〇〇点なのです。そのことに気づき、変化をさせたことが大切であり、赤ちゃんの一歩も、巨人の一歩も同じ一歩なのです。

自分に厳しくすることでさらにプレッシャーを与えずに、自分に思いやりを持つことがプラスへの近道のひとつです。少しでも変化した自分に気づいてあげること。小さな感情の変化に気づいてあげること。プラスに変化した自分を認めてあげること。自分に愛情を注ぐこと。これはすべてエネルギーをプラスに変えていくものであり、「ほしいもの」が入って来れるような「波動《ウェイブ》」を作り出してくれるものです。

小さな一歩を踏み出したのに、大きな一歩が踏み出せず、まだネガティブに感じているなら、それはプレッシャーになりますよね？　そうするとネガティブに再びネガティブが加わります。でも、感情がまだネガティブであっても、以前より少し楽に感じられるネガティブな感情なら、それはプラスに変わっていっている証拠です。

そのことに、どうぞ気づいてください。そして一日のなかで何回一〇〇点が自分に与えられるかを探してください。どんなに小さな変化でも良いのです。それで少しでも楽なら一〇〇点になります。

■一日をどのようにスタートしていますか？

今朝の目覚めはいかがでしたか？　あなたは毎朝どのような気持ちで目を覚ましているでしょうか？　「起きたくな〜い」と言って布団から起き上がりましたか？　それとも「今日は良い目覚めだぁ〜」と言ってベッドから飛び降りたでしょうか？

朝のスタートはとても大事です。健康のためにそれが大切であることは、多くの人が知っていることですが、それだけではなく、朝目覚めたときに感じているエネルギーによって一日の流れが大幅に決まってくるからです。

昨日もしくは一昨日の一日を振り返ってみてください。朝の目覚めはどうでしたか？　そして、その後の一日はどうでしょうか？　朝から夕方までどんな感情のなかで過ごしていたでしょうか？

感情のままに一日は過ぎていきます。ネガティブで始まった一日は、注意をしなければ一日中ネガティブが流れ、「なんでこんなにいやなことが続くの？」と嘆きたくなる日を作ってしまいます。でも、ポジティブで始まった一日には災いはなく、平和に過ぎていき、笑顔がこぼれる出来事も増えていきます。

あなたの一日をどんな一日にするかはあなた次第です。そしてそれは朝の目覚めから始まります。私たちの思考と感情によって現実は作られていることを意識しているなら、朝から、気分が悪いと思う日であっても、自分次第でその流れを変えることができます。そのままネガティブに過ごして、さらにネガティブを呼び込むことがないように、気がついたらすぐにポジティブに切り替えていきましょう。

■日々できること

お願いをすることについてすでにお話していますが、お願いした後は、そのお願いへの「方法」を法則に任せることが大事であると書いたことを覚えていますでしょうか？　毎日、何をお願いしたいかを意識し、その後は任せること、手放すことが大事であると伝えました。意識するツールとしてビジョン・ボードや宇宙への注文書を作成するものを紹介しましたが、一日に一回、それらをただ眺めながら「楽しみ」を感じることで波動《ウェイブ》は強くなっていきます。

忘れないでください。「一生懸命」ポジティブな波動を作らなきゃ、と力まないでくださいね。欲しいと願っているものにそれだけのエネルギーを注ぎ込むのは一度だけで十分なのです。その後は法則に任せ、手放すことが大事です。

では、どのように毎日ビジョン・ボードや注文書を眺めるのでしょうか？　**楽しみ、ワクワクする、その期待感を感じる**ためだけでよいのです。法則に任せていることを受け入れ、どのような形でそれが実るのかを楽しみにすることです。

間違っても、ある特定の形で望みが入ると決めつけをしないでください。宇宙の力は人間の思考をはるかに超えています。私たちがこれまでに経験してきたことを基に、その願いが成就する方法を決めてしまうなら、宇宙はその方法でのみ届けることになり、場合によっては時間がかかることになります。

覚えておいてください。法則はあなたが望むものを最も早く、そして最も良い形であなたに届ける方法、最善の方法を選んでいます。あなたがお願いしたことが必ず届けられるように、宇宙の状況を常に変えているのです。任せましょう。

一日を過ごしている間もすることがあります。それは「何を感じているか」について意識を向けることです。ポジティブな感情を感じているでしょうか？　それともネガティブな感情を感じているでしょうか？

ネガティブな感情を感じている以上は、「法則」に任せた内容は目の前に現われません。

これを覚えていてください。

「任せた」内容のことを考えるとネガティブに感じるのであれば、ほかのことを考えましょう。楽しく、微笑み、笑えることを考えましょう。好きな人の写真を愛情いっぱいで見つめたり、元気を出してくれるような音楽を聴いたり、コメディを見るなど、ポジティブな感情を引き出すことをしましょう。

無理やりに、いまネガティブに感じている状況をポジティブに考える必要はありません。

ただただ、何でもいいのでポジティブな感情を感じることです。ネガティブに感じている以上はポジティブなものは入ってこられません。これが「類は友を呼ぶ」法則です。

■人の視線が気になりますか？

不安定と疑いは、私たちが自分自身に行なう最悪のトリックであることに気づいていますか？

今日までの人生のなかであなたが恐れた人々、あなたよりも上の立場であると感じてきた人々、あなたが嫌った人々について思い巡らしてください。そしてあなたがそのような人々にどのように思われているかを心配し、不安になっていたことを考えてみてください。過去をふり返ったときに、時間をもう一度呼び戻して、はじめからやり直したいと思う場面がありますか？　ほとんどの人は「遅すぎる」と感じ、意識のなかでは過去をふり返らないようにしていますが、無意識のなかでは過去をずっと引きずっています。

もし、あなたが過去の辛い出来事をいまでも自分のなかに住まわせているなら、それは今後の未来にも影響を及ぼすことを理解し、取りのぞくように意識をしてください。誰かがあなたをどのように思ったかはもうあなたには関係のないことです。その人があなたをどう思うかはその人の世界の出来事であり、あなたの世界のなかにその考えを取り入れるか、取り入れないかを選択するのはあなた自身です。

すべてはあなたの考えからはじまっています。誰かに何か言われるたびに傷つき、嘆いているなら、それは時間を無駄にしているだけでなく、その人があなたの世界に入ることを許可しています。いままでと同じような考えや感覚で人と接するなら、あなたの世界は変わらず来年も再来年も、これから何年経っても一年は同じように進み、そして終わってしまいます。

あなたはあなたの人生に何を求めていますか？　どのような人と接し、喜びを分かち合いたいですか？

物質的なものを望むのも大事ですが、その物質を手に入れることでどのような気持ちになるのかを考えてみてください。喜びを感じたり、満足感を感じたり、安心感を感じたりと、その人によってさまざまです。でもすべては気持ちですよね。

そしてその気持ちを誰かとわかち合いたいと思うのが人間です。

実際はその「もの」が欲しいというよりは、その「もの」を手にしたときの感情（気持ち）を私たちは求めています。

では、あなたはこれからどのような気持ちでいたいですか？　過去をふり返って「ああすればよかった。こうすればよかった」と思うことがあるでしょう。でも、これからは過去ではなく未来に向けて「ああしよう、こうしよう」と考えてみてください。そして他人の視線ではなく、自分の感情を気にしましょう。

あなたがいま感じていることは未来の予知です。あなたが感じている方向にあなたの世界は向かっているのだということを意識して、気にしてください。

他人が過去にあなたのことをどのように評価したか、またいまの状況をどう感じ、何を言っているかは問題ではありません。彼らにはあなたの世界を作る力はないのです。でも、彼らについてあなたがどのように感じているかであなたの世界は大きく変わります。

すべてはあなたの考えではじまります。思考、そしてとても大切なこころを有効に使ってください。

■感情は誰の責任？

苦しい、辛いと思っているとき、その辛さを誰の責任にしていますか？　あなたに何か害を与えた人でしょうか？　それとも不安になるような状況でしょうか？　苦しみを感じているときはその理由探しをしたくなるものです。「どうしてこのようなことになったのだろうか?」「なぜあの人はあのようなことを行なったのだろうか?」「どうして状況は急に変わったのだろうか?」と状況の診断をしたくなります。

状況の診断をしたからといって状況が変わるわけではないとわかっていても、苦しみから逃れるために自分なりに理解をしようとします。思考と感情が備わっているのが人間ですから、それも仕方がないのかもしれません。

でも、法則の観点からその状況をどのように見ることができるでしょうか? まずそのような診断を「してはいけない」ことは明らかですよね。そうです、いつまでもネガティブな考えと感情の世界にいてはいけません。理由探しをする時間があるのなら、できるだけ早くその「問題」から意識を離れさせましょう。

状況を無視しなさいという意味ではありません。どのような状況であれ、それが必ずよい形で変わっていくと早く想像することです。どのような状況であっても、あなたが実際に見ている、そして感じている状況なら、それはあなたが引き寄せたものです。それを忘れないでくださいね。そしてその状況を変えられるのもあなたです。

あなたがどのような感情を抱くか、その状況をどのように見つめるかは、すべてあなたの自由です。誰かがあなたのこころのなかに入り込み「悲しい」や「怒り」のボタンを押しているわけではないのです。ネガティブな感情を感じているのはあなたです。

自分の感情に責任を持ちましょう。その感情で苦しんでいるのは誰ですか？　誰が感じているのですか？　自分が感じていますよね。それなら感じている責任は自分にあります。誰か他の人が感じさせることはできません。

私たちは自分でいまこのときに何を感じたいかを選択することができます。それに早く気づくなら、いままでのように経験や他人からの言動に動かされることのない、自動的に反応しない、自分でコントロールした感情を感じることができるようになります。

感じているのは自分であると意識し、そこから感じたい感情を自由に選ぶことができます。選択の自由が私たちには与えられているのです。

そして選択した感情に見合ったものを引き寄せ続けます。それを無視することは自分を無視しているのと同じです。自分を無視し続けますか？　それとも自分に注意を向け、感じていることに責任を取りますか？　その選択もあなたの自由です。

■現実と許し

許し（ALLOW）は「引き寄せの法則」をスムースに、そして思い通りに動かすための大きな一歩です。これは「誰」か、また「何」かを許すこと、というより自分自身を許すことです。これまでさまざまな視点からこの法則を見てきましたが、ここでは「自分を許す」ことからどのようにこの法則が動くのかを見ていきましょうね。

まず、前にもお話したことですが、「いま、あなたが置かれている状況、環境、現実はすべてあなたが作り出したものです」。これは状況によっては受け入れたくない、とても辛い真実でしょう。でも、これを認めるところからエネルギーの流れは変わり、「法則」の流れも大きく変わってきます。

もし、あなたが「違う！　○○さんが○○をしたからこうなった！」とか、「あの人さえ何も言わなければよかったのに」とか「私は自らこんな状況に自分を置くわけがないじゃない！」「私は何もしてないんだよ～」とまだ言っているようでしたら、いま私が述べた真実は耳に（目に）そしてこころに刺さる言葉でしょうね。本当に痛いと思います。

私も同じように思っていました（そしていままでもその「わな」に落ちることもあります）。でもね、法則からの観点で考えてみてください。

あなたが何かをした、または何かを言ったからつらい状況を経験していると言っているわけではないのです。もちろん、意図的にそのような状況を作り出したわけでもないでしょう。人によっては結果的に何らかの言動を犯してしまったことはあるかもしれませんが、その源はもっと前にあります。

それは**「あなたがネガティブな想像をしたこと」**です。

「うまく行くはずはない」「私に幸せは似合わない」「どうせ裏切られる」「世間は冷たい」「良い事なんてない」「人は信じられない」などなど、を考えたことがあるでしょう。そしてそれが習慣となって、あなたの「真実」となり、現実となっています。

「○○さんはぜったい良い顔しないわ」「あの人は約束を守ったためしがない」「どうせ間に合わない」「説明をしても信じてもらえないだろうね……」と「憶測」をしたことはありませんか。そして「期待」どおりになりました……。

期待とは「あることが実現するだろうと望みをかけて待ち受けること。当てにして心待ちにすること」と辞書では述べています。そうなのです……。「法則」はあなたの期待に応えただけなのです！

それがわかれば、気づきが起きます。ここで自分のことが理解できた方には大きな拍手を送ります！（パチパチパチ！）そして第一回目の祝いの言葉をこころから送ります、「おめでとう〰〰。気づいてよかったね〜」。ここからあなたの現実はいくらでも変えることができます！

でも、なかにはこのことに気づいて、逆にショックを受けている人もいるでしょうね……。

「私のせいで○○さんを不幸にした」「私が想像したから○○は苦しい思いをした」「私が想像しなければ、こんな状況にならなかったのに……」と考えてしまうかもしれません。

でも、これも「法則」の観点から見てください。「あなたが作り出したのは、あなたの現実」なのです。「○○さんが作り出したものは、○○さんの現実」です。

私たちが責任を負っているのは「自分の世界」「自分の現実」「自分の想像」「自分の創造」です。他の人はそれぞれに自分の「世界」「現実」を作り出しています。

では、許しは誰のためにするものでしょうか？

そうです、自分のためです。

この望まない世界を自分の周りに作り出したことを許しましょう。誰かに許してもらう必要もありません。あなたが自分を許してください。こころから「ごめんなさい」、「許してください」と自分に言いましょう。あなたのなかにはとても許しのこころの深い「あなた」が待っています。あなたがこころから「ごめんなさい」と想えば、深い愛情のエネルギーで包まれるでしょう。

それを「期待」してください。

あなたが自分を許したとき、あなたは他の人を許すことがとても楽になります。

そして自分を愛したとき、あなたは他の人を愛することの真実が見えてきます。

■引き寄せの法則流〝許し〟

私はこれまでセラピーを学び、そして伝えて行くうえで「許し」の大切さについて考えさせられることがたくさんありました。許すことができずに何年もの間、心身ともに辛い思いを抱え続けてきた人を何人も見てきました。

そのような人のなかには、その許せないことが、辛いことであっても、それを手放したくないと思っている人もいれば、セッションで簡単に許せるようになったら、これまでの辛い思いはすべて水の泡だとまで思う人もいます。

でも、「許さないことで一番辛い思いをしているのは自分である」、これは誰もが身に染みて感じたことがあるでしょう。

しかし、法則では許しについてちょっと違う考えをしています。法則では「許す」ことに力を入れないことを勧めています。意外に感じるかもしれませんが、法則の本質を考えるとそれがなぜなのかが見えてきます。

誰かを「許す」ことに力を入れている間、どうなっているでしょうか？　許す必要のある相手のことを思い浮かべ、許さなければならない出来事を思い出していますよね？　そうした場合、法則的にどうなるでしょう？　その「許すべきできごと」を思い返しているのだから、そこに波動が働き、似たような状況を「想像し創造する」エネルギーを発しています。

そして、その「許すべき」出来事を再現するような出来事を、再度作り出すことになります……。では、どうしたらよいのでしょう？

法則では「忘れること」「記憶に思い起こさないこと」が一番良いとされています。そして、忘れることが難しく感じるのなら、良い思い出、良い未来を想像することに力を入れましょう。楽しかったことをたくさん思い出しましょう。

そして、それよりも楽しくて、嬉しいことがこれからさらにたくさん現われることを期待しましょう。

想像したものが現実に創造されるのですから、過去の辛かった思い出をくり返すことのないようにしたいものです。それでも、とても辛い経験をし、忘れたいと思ってても忘れるのが難しい場合もあるでしょう。

そのような場合にとても効果的なツールがＥＦＴなのです。

ＥＦＴのセッションを終えたなら、そこで必要以上に過去の辛い出来事を思い出さずに、セッション後も自然とその出来事に影響されていた自分が解放されていくことをイメージしてください。辛かったときに留まってしまったエネルギーがじわじわと体から抜けていくのをイメージしてください。そして過去を振り返らずに前をしっかりと見つめている自分を受け入れるようにしましょう。

その過去の出来事は無意識に作られたものです。でも、いまのあなたは意識的に自分の世界を創造しています。いままでの自分とは異なっていることを受け入れて、自由を、そして開放感を味わってください。

■でもね～

ポジティブな感情を抱き続けているなら、ネガティブな状況が入り込むことはできません。ポジティブな感情を感じているということは、自然の流れに身を任せていることであり、自然は良いものだけを注ぐからです。

ポジティブなエネルギーが流れているところには病気が住み着くことができないと言われているほど、ポジティブなエネルギーの免疫力は強く、すでに病がある場合でもこのポジティブな流れを持続することで、その病も次第に消えていくしかありません。

ネガティブな感情を感じている場合は、この自然な流れに抵抗をしているのです。自然で良いものが入ってこようとしているのに、両手で「ストップ！」と言っているのと同じです。でも、それがわかっていても、これまでの考え方の習慣があるためポジティブだけを考え、感じることが難しくなることは確かにあります。

たとえ、ポジティブな言葉を頭のなかや口で何度も何度もくり返しても、「でもね〜」という言葉がその後にこっそり入ってきてしまうことがあります。ＥＦＴのセミナーに参加された方々はご存じかと思いますが、私たちのポジティブ・アファメーションの後には隠れている「テールエンダー」というものがあります。

これらが隠れている「でもね〜」の言葉たちです。

でもね、お金がないから……。
でもね、いまの私には無理だから……。
でもね、経験がまだ浅いから……。
でもね、そんな体力ないから……。
でもね、またがっかりするだけだから……。
でもね、またきっとうまく行かないだろう……。

こんな言葉を無意識につぶやいているために、ポジティブな考えが実を結ばないのです。アファメーションそのものはとても有効なツールで、ポジティブな言葉を常にくり返し自分に言い聞かせていくなら、引き寄せの法則に基づいて、それは成就するでしょう。でも、長続きしないことが多く、いつの間にか元のネガティブな意識に戻ってしまっていることがあります。

ではどうしたらよいのでしょうか？　まず、その隠れている「でもね〜」の言葉たちに気づいていくことです。自分が無意識にネガティブな考えをしていることに気づきましょう。「私はいつもポジティブです」と思っている人も、もし望みどおりの世界がまだ現れていないのなら、その望みが入ってこられないようにしているネガティブがどこかに隠れています。それを探しましょう。そして、見つけたならＥＦＴで意識的に取り除くようにしましょう。

■もし……だったら

引き寄せの法則の「運転」をマスターするためには練習が必要です。それには何と言っても考えをポジティブに誘導することです。ネガティブに考えているときは「自動運転」

で行なっています。「このことはネガティブに考えよう」などと意識して考えていることはないですよね？

でもポジティブに考えることをマスターするまでは、意識的に「このことはポジティブに考えよう」と自分に言い聞かせる必要が出てきます。「もし○○○だったらどうしよう……」という文の中の○を埋めるとしたらなんと書かれますか？

自動的に考えた場合、ネガティブな言葉が浮かぶことが多くあります。

「もし、お金が足りなかったらどうしよう」
「もし、○○○がうまく行かなかったらどうしよう」
「もし、○○○が間に合わなかったらどうしよう」

という風に考えがちです。

これを「引き寄せの法則」的に考えて、意識的にポジティブに変えて行くことで、いまでネガティブモードだった考えをポジティブモードに慣れさせていくことができます。

「もし、必要以上のお金があったらどうしよう」

「もし、○○○がうまく行ったらどうしよう」
「もし、○○○が間に合ったらどうしよう」

ネガティブに「もし……」を考えている自分に気づいたら、すぐにそれをひっくり返してポジティブな「もし……」に変えてみてください。そしてそのポジティブな「もし……」がそうなったらどんな気分になるかを想像してください。意識してポジティブに考えることはどんな状況のなかでもできます。

もし、いつもポジティブだったら……!
もし、使えきれないほどのお金があったら……!
もし、こころがいつも安心感と愛でいっぱいだったら……!
もし、出会う人々がすべて素敵な人だったら……!
もし、幸せをいつも感じていたら……!
もし、そんなことだけを考え、感じられる毎日だったら……!
そして、もしその毎日の始まりがこの一瞬だったら……!

あなたの「もし……」は何でしょうか？　想像するのはあなたの自由です。素敵な「もしも」を想い のままに想像してください。

■望みはどれだけ早く叶いますか？

法則に時間は関係ありません。スペースも関係ありません。お金も関係ありません。実際、時間とお金に関するこれまでの限界のある考え方を取り除き、法則に任せて安心している自分を確認できるか、できないかで、どれだけ早くあなたの望みが現われるかを知ることができます。

法則にとって時間もお金もスペースも関係ありません。これを覚えておいてくださいね。どんなに大きなものを望んでも、それはとても小さなものを望んだのと同じ速さで法則は届けることができます。「難しい」ものを引き寄せるには時間が必要だろうと考えるのは人間であって、法則にはそのような考えはありません。

自動車のディーラーが中古車を届けるのも新車を届けるのも、軽自動車を届けるのも、ワゴン車を届けるのにも時間の差がないのと同じです。どれもお客さんが注文したものであれば、確実に届けてくれます。法則も同じです。

では、どうすれば早く現われるでしょうか？　一言で言えば、あなたの熱意にかかっています。どれだけそのことを望んでいますか？　どれだけそのことをポジティブに考えられますか？　どれだけの熱意を持ってそのイメージを自分のなかに焼き付けることができますか？

ポジティブに情熱を持って、そして何よりも楽しみの期待感を持ってイメージする。それにかかっています。法則にとって大小は関係ありません。そして法則としてはゆっくりよりも早い速度が好みです。情熱をいっぱい注ぎ込んで、期待感で胸をいっぱいにしましょう。ほしいものがどんどん飛んできますよ！

■バラの木のプレゼント

私が参加している、引き寄せの法則のメールリストでシェアされた、ある方の体験を紹介します。

その方はある日、花屋の前を通り、美しいバラの木を見ました。そして「私もバラの木がほしい」と思ったそうです。その瞬間、頭の中でバラの木が自分の家に運ばれるのを想像しました。

そして数日が経ち、バラの木が届けられました。その送り主のお友だちにお礼の電話をし、「ありがとう。ちょうどバラの木がほしいと思っていたんだ」と言うと、その友だちは「私はバラの木ではなくゆりの花を贈ったのよ」と言いました。

花屋が「間違えて」オーダーをミックスしてしまったようです。

このように、どのような形で「想像」したものが現われるかはわかりません。ほしいものを考えるとき、それが現われる「方法」「道順」も一緒に考えがちですが、引き寄せの法則ではそこを考えないのが大事です。

もっとも良い方法で私たちの前にほしいものを運んで来てくれることを信頼し、楽しみにすることが大事です。

■川の流れに逆らっていませんか？

まず、あなたが法則で引き寄せたいものを何かひとつ考えてください。それは何でもかまいません。お金でも、仕事の成功、人間関係、恋愛、宝石、カバン、靴、何でもよいので、そのことを想い描いてください。

では、それを手に入れるのにはどうしたらよいのでしょう？　ここで少し時間を置いて、ちょっと考えてみてください。もし、これまでこの本を読み進み、法則が理解できているなら上記の答えは、「法則に任せる」「願いが叶ったことを想像する」「願いが叶ったときの感情（喜び）を感じる」などなど、と答えているでしょう。

でも、世間一般では、「その願いを叶えるには……をしなきゃいけない」「もっと頑張らなきゃいけない」「……の助けを得なきゃいけない」「宝くじを当てなきゃいけない」「認めてもらわなければいけない」など、結果を得るためのプロセスに意識（エネルギー）を向けていきます。

でも、法則ではとても大事なステップがありましたよね。それは法則に任せて手放すことです。このステップは宇宙の仕事でしたよね。私たちがすることは願い、想像し、楽しみにすることであり、その方法、プロセス、道のりはすべて法則に任せる必要があります。逆に、任せないために願いがなかなか目の前に現われず、遠ざかっていくこともあります。

願いは思考、意識をとおして宇宙にエネルギーとして飛んで行きます。そのエネルギーを宇宙の法則は形になるように手配をしてくれます。そして、私たちはそれを信じ、喜びの期待感を持って待つだけです。ＥＦＴでは川を例えとしてエネルギーの流れとそのなかにあるネガティブな感情について説明していますが、法則でも似たようなたとえがあります。

私たちにはエネルギーの川が流れており、その川は上から下へと自然に流れています。これはポジティブなエネルギーの流れで、すべての人が本来なら自然にその恩恵を受け、ポジティブですばらしい人生を送れるようになっています。

でも、無自覚にあらゆる抵抗（ネガティブなエネルギー）を受け入れることで、ポジティブなエネルギーを気づかずに妨げてしまっています。本来なら「……がほしい」と思ったら、それを自然に受け取る力があります。でも、そこに「でもね……」といったネガティブな想いが入り込み、自然に流れてくるポジティブなエネルギーに自ら抵抗しているのです。

「……しなければいけない」「やっぱり無理だよね……」「そんなに甘くはない……」こういった意識が自然なエネルギー（願いを叶える力）に抵抗し、妨げています。川の上流に「願い」があると思って、必死で川の流れに抵抗しながら上へ上へと上ろうとしている人がたくさんいます。

日本の社会を見渡すだけでも、日々「頑張って」上へ上へと川を泳ぎ登っている人はたくさんいます。川の上のほうにご褒美があると信じて、身も心もボロボロになりながら、まるで鯉の滝登りのように一生懸命に川上に向かおうとしています。

でも、実はその「願い」は川の下の方で準備されているのです。最も自然に欲しいもの、それがお金や、成功であっても、望むものを手に入れることができる最も近い場所は、川下なのです。川下へはボロボロになりながら向かう必要はありません。**自然の流れにそって、身を任せて流れていけばいいだけなのです。**自然は常に私に最善のものを当てようとしています。それは、もともと私たちがポジティブなエネルギーだからです。

ポジティブなエネルギーが同じポジティブなエネルギーに惹かれあい、引き寄せるように、自然は私たちが喜びを感じるものをいつも与えようとしているのです。

でも、子どもから大人に育っていくなかで、私たちは世間からさまざまな「学び」を受けることで、世間一般と同じように川上に登らなければほしいものは手に入らないと信じてしまっています。

引き寄せの法則を日常的に感じるようになったら、川下にあなた求めるものがあるという真実を実感できるようになるでしょう。あなたは自らの望みが自然な場所、川下にあることを信じ、川の流れ（法則）に身を任せて、自然に川に沿って流れていくだけでいいのです。心地よく、ゆらゆらと流れてみてください。そして、願いが叶ったことをいま感じてください。

■間違った人生？

この地球上でのあなたの最後の日を想像してみてください。そしてそこで「私の人生のすべてがもし間違いだったら？」と自分に問いかけてみてください。どんな回答が得られますか？　自然の流れに逆らい、辛い思いを体験した人生を思い出しているなら、きっとその答えも辛いものでしょう。でも、自分を大切にし、愛を感じる人生を送ってきているなら、あなたは安心感のもと、静かにそして穏やかに眠りにつくことができるでしょう。

この質問は死の床を待たずとも、いまの自分に対して問いかけてほしいと思います。

あなたは本当に自分が歩みたい人生を歩んでいますか？
本当にしたいと思っている仕事をしていますか？
本当にいつも一緒にいたいと思っている人々といますか？

この答えを得るときにひとつだけ注意があります。それは、答えを〝こころから〟受け取ることです。

答えを得ようとしているときに、思考（エゴ）が回答をしようとします。そのことに注意を向けましょう。あなたが本当に望んでいることは〝こころ〟で感じるはずです。

そのことを考えるとき、どんな気持ちになるかを感じてみてください。

もし、ネガティブな感情（あきらめ、疲れ、むなしさなどなど）を感じるようだったら、それはエゴが「するべき」だと言っているものでしょう。

でも、もし得られる回答が、ポジティブな感情（喜び、平和、満足感など）を感じるようだったら、それはこころからくる本当の答えなのです。

私たちはこころのなかに本当の願いをいつも抱えています。でもそれを周りの人や世間が変えようとし、エゴがその助けをしています。そしてこころに反した考え方、生き方をするときにこころはメッセージを送ります。

自問してみてください。

「私は本当に自分がしたいと思っていることを、いましているのだろうか？」

「私は誰のためにいまを過ごしているのだろうか？」

「私がいましていることは本当に喜びをもたらすことだろうか？」

そしてさらに、

「何をしているときが一番楽しいのだろう?」

「何をしているときに一番満足感を得ているだろう?」

「自分のためにいまを生きているだろうか?」


あなたはこころが願っている通りに生きていますか?

その答えはいまの自分の感情をじっくりと感じることでわかります。どんな感情をいつも感じているでしょうか? 時間をとって、じっくりと考えてみてください。

いまのあなたを作り出したのは、いままでのあなたの考え方です。明日のあなたを作り出せるのは今日のあなたの考え方です。喜びを感じられる明日をぜひ作り出してください。

それはいま、あなたの頭のなかで創造しはじめることができます。

明日のあなたは今日のあなたにかかっています。

想像をすると喜びを感じられるものを頭のなかに満たしてください。そして、それがすでに作り出され、現実に現われていることを想像のなかで感じてください。具体的なイメージを浮かべてください。イメージしながら楽しんでください。

法則として一番大切なこと、それは喜びを感じることでしたよね。

喜びをいま想像し、創造してください。

誰のためでもなく、誰の意見に従うものでもなく、自分のためそして自分のこころが本当に願っているものを想像して、明日の自分を喜ばせてくださいね。

明日の自分が待っています。

第五章……引き寄せの法則Q&A

ここではブログや引き寄せの法則オンライン講座に寄せられた質問と、それに対する回答をご紹介します。みなさんの多くが同じ疑問をもちながら、引き寄せの可能性に期待を持っていることが読み取れるでしょう。ぜひあなたの引き寄せのヒントにして欲しいと思います。

■感情が湧いてこない

Q…イメージするときに、感情がわかない場合があるのです。たとえば私の場合、東京に引っ越していること、年収〇〇〇万円得ていること、ファッションデザイナーの仕事を中心に、クリエイティヴな活動をしていることなどを引き寄せようとしています。ですが、イメージはできても、「その気になった」感情がわきません。あえてそのときの感情を表すなら「手の届かない憧れと絶望、悲しみ」です。こういうケースはどうしたらいいのでしょうか?

A…このような場合はまだネガティブな感情が邪魔をしていますので、そのネガティブな感情を取りのぞくところからはじめることが大事です（そのツールとしてぜひEFTを使用してください）。

だからといって、ネガティブな感情を無視することではなく、なぜそのネガティブな感情があるのかをできるだけ具体的に探ることです。

なぜ「手に届かない」と思ってしまうのか。どうして「絶望的」とまで感じてしまうのか。どこから、またいつごろから「悲しい」気持ちになっているのか。

それぞれの気持ちの奥にある思考の考え方に注意を向けてみてください。

ネガティブを感じさせる考え方はエゴの語りかけです。エゴは過去の出来事や体験を理由にあなたにさまざまな理論を持ちかけます。

「あのときだって無理だったでしょう?」「何をやってもうまくいっていないじゃない」「いまはまだそんなときじゃないよ」「そんなのは夢のなかだけに現われるものだよ」「期

待しても傷つくだけだよ」と、このようにたくさん話しかけてきます。

覚えていてくださいね。ネガティブな語りかけや感情はネガティブを引き寄せます。ネガティブに考えれば、考えるほど、次のネガティブな考えを引き寄せます。そして、そのネガティブな考えと感情が増えれば増えるほど、それに見合った状況が引き寄せられます。

ですから、まずはそのネガティブな状況を取りのぞくことが必要です。そうすればポジティブな考え、そして感情は自然に入ってきます。

ではどうしたら良いのでしょう。

まずはネガティブな考えと感情があることに気づくことです。そして、ネガティブがエゴの語りかけであることに気づき、耳を傾けないようにすることです。

EFTではまずいまの感情的状況を見つめます。そして「欲しくない」感情が何かをしっかりと意識しながら、理想の感情へと流れを変えていきます。EFTの良いところはそのネガティブな感情を一時的に隠してしまうのではなく、取りのぞくというところです。

セットアップ・フレーズをはじめに言いながら、それにタッピングを加えますが、質問の内容を例にあげるとフレーズはこのようなものになります。

「私は東京に移り住み、好きな仕事をしながら〇〇〇万円の収入を得て、楽しく生活をしている場面をイメージするたびにネガティブになり、手の届かない憧れと思ってしまい、絶望そして悲しみを感じるけれども、それがすべてエゴからの語りかけであることを認識し、その考えをすべて取り払い、過去の体験から引きずられることなく、未来への希望と喜びを持って、ポジティブを引き寄せることのできる自分を信じます。そしてこれからは喜びの期待感で胸がいっぱいになることを選びます」。

問題を認識し、いまの状況も理解し、本当に望んでいるものが何なのかをはっきりと自分に語りかけながらセットアップをします。ネガティブを取り払うことができたら、あとは自然にポジティブな感情がわいてきます。それが最も自然な状態ですからね。ポジティブが現われてこないのなら、それを邪魔しているネガティブを取り払うこと。料理で言うなら「下ごしらえ」ですね。

その後はポジティブをいっぱい受け入れてくださいね。

■医者の言葉

Q…私は医師をしており、ブレンダさんのホ・オポノポノ（古くから伝えられているハワイの教え）の考え方に感動し実践しております。そして引き寄せの法則なのですが、医師の場合、患者さんがある症状で来院した場合、その症状をきたす鑑別診断をいろいろ考えます。頭痛でいらした場合には、脳腫瘍の可能性も考えて頭部CTを行なったりします（長期の頭痛の場合など）。

医師の場合、そういう思考で病気を診断していきます。そして患者さんには頭痛が長く続く場合にはまたきてください、などと言ったりします。そういうのは、引き寄せの法則的には、どうなんだろうかと思ってしまうのですが。どうでしょうか？

A…お医者さまの立場というのはとても複雑だと思います。本当に良心的な先生方はその病が起こしている身体的な症状だけでなく、その身体的症状が起きたこころの原因に注意を向けてあげることで多くの病を自然に治すことを助けることができます。

「頭痛が続いたらまたいらしてくださいね」というのはとてもやさしい言葉だと思います。そして、その言葉だけではネガティブな状況もポジティブな状況も引き寄せていることにはならないと思います。

その言葉の裏にある思考そして感情がエネルギーの引き寄せをします。

まず大事なことはいまある症状がすでに大きな病気となっていないかを調べることですよね。いまという時間はとても大事ですから。そして、本当に治療が必要な状況であればその治療を勧めるべきでしょう。

でも、そこだけで患者さんとの関係を築くか、プラスアルファを加えるかによって引き寄せるものが変わってきます。

病気そのものが回復するには、その人自身の「内なる力」が必要であることをほとんどの方は認めています。薬やその他の治療だけでは、病気になっている身体は一時的に回復しているように見えても、完全に治ることは難しいからです。

「治る」という思いが動いてはじめてこころと身体が力を合わせ、身体は治ります。こころがそのことを信じずにいるなら、たとえ一時的に治っても、またぶり返します。または「ひとつの病気」が治ったかに見えても、「別の病気」が現われます。

病気のために訪れる患者さんにとって本当に理想的な医者とは、それが理解できている先生だと思います。そのことを「教えてあげる先生」であって欲しいと思います。

「またいらしてください」という言葉は、またくるだろうという意味をもつ言葉ではなく、応援の言葉のつもりで言ってほしいです。**「必要なときにはここにいますよ。でも、あなたには十分に自分を癒す力がありますよ」**、そのような意味を含めたものであってほしいです。

医者であれ、私のようなセラピストであれ、誰かを変えることはできません。

講座ではいつも言っていることですが、私たちが注意をしたいことは「依存心」を患者さんやクライエントさんのなかに育てないことですよね。

依存心は育てないながらも、「背中の一押し」が欲しいときにはここにいます、という愛情はあってよいと思います。

それはネガティブを引き寄せるのではなく、安心感と希望を引き寄せることになります。自然とそうできる医療関係者やセラピスト、そして家族、友だちが増えることを望みたいですね。

■結婚も引き寄せられる？

Q…付き合っている彼と結婚したい場合は、引き寄せることはできますか？　もしできるなら、どのようなイメージや引き寄せる方法があるのでしょうか？

＊

Q…いまは友達として付き合っていますが、気になる人がいます。そのような人を、恋人や結婚相手として引き寄せるようなことはできるのでしょうか？

A…恋愛に関する引き寄せには二人の波動《ウェイブ》が関係してきます。そして「共同創造者」とし

て引き寄せの法則を動かすことになります。

恋愛だけではなくすべての人間関係においても同じことです。でも、もちろん相手の気持ちを変えることはできません。私たち一人ひとりに与えられている自由は、思考と感情ですからね。

もし相手にも同じ思いがあるのなら、それを引き出すことはできるでしょう。

もちろん、どちらかの思考と感情が意識的に動き出すなら、その分、波動は強まっていくことでしょう。でも、どちらかに反発する意思があれば共同創造者にはなれません。

恋愛の場合、**大事なのは二人の関係に何を求めているか**です。

多くの場合、何かこころの隙間を埋めて欲しい、幸せにしてほしい、という思いがあります。そのような思いがある場合、似たような思いを持っているものを引き寄せることが多く、お互いに自分の隙間を埋めることに意識がいってしまいます。

一番よい形で関係を築きたいと思うならば、まずは自分自身を磨くことからはじめる必要があります。そして二人の関係に貢献できることを「作り出す」ことです。

そうすることでポジティブな波動が動き出し、状況があなたにとって一番よい形で創造されます。

相手にもあなたと同じ思いがあるならば、その思いがさらにふくらみ、結婚を引き寄せることができます。でも、そこで終わりではありません。

この結婚関係を持続させたいのなら、喜びを意識しながら、相手のよいところを常に意識しながら一緒に歩む必要があります。

結婚相手を考えるさい、なぜその人を結婚相手にしたいのかをじっくりと考え、その人のよさを意識すること、自分自身のよさも意識すること、そしてお互いのよさがどのようにブレンドしてさらによい関係になれるかを想像することです。

こころと感情の自由は、人間一人ひとりに与えられているものであることを忘れないでくださいね。お互いが同じ目標に向かったときに「共同創造」がはじまります。

■イメージと行動は同時？

Q…喜びを感じ、イメージすることだけでなく、「行動」をしはじめたり「喜びのイメージになりきった振りをする」ということも重要だと、ある本に書かれていました。そのことについてはどう思われますか？
既出の質問とかぶるかもしれませんが、ネガティブにリスクなどを感じるうちは「行動」はしない方がいいのでしょうか？　もしくは、喜びを感じイメージするだけで十分なのでしようか?

A…とても良い質問ですね。

目の前に欲しいものが魔法のようにいきなり現われるわけではないので、確かに何らかの行動がなければ「運ばれて」きませんよね。

そのような意味では行動は大切なステップです。

ただ、このステップは自然に起きるものです。

いままでは行動を先に起こし、その後に喜びを感じようとしていた方が多いでしょう。でもこの順番は逆なのです。

まずは思いを膨らませ、すでに欲しいものが入ったとイメージをし、喜びを感じることです。このイメージと感情が、いかにも現実であるかのように感じられれば、感じるほど現実に早く、そして確かに現われます。

そして、このイメージと感情に伴った行動を自然に、いつの間にかしてることに気づきます。

行動を無理に起こすのではなく、自然な形で起こしているのです。

ほとんどの場合、「あれ? 以前の私だったらこんなことしてなかったよね」と自分を驚かせる行動をします。または、自然な行動を促す何かが「向こう」からやってくることもあります。

簡単な例ですが、たとえば誰かのことを考えているとします。「どうしているんだろう？」「会いたいなぁ～」と思い、イメージをしています。

そして「たまたま」出かけます。いつもは行かないようなところに出かけて行き、するとそこで偶然（？）ばったり会います。

このときの「行動」は無意識に、そして自然に行なっているものですよね。でも、「ほしい」と思っている状況へと自然に行動をさせているものです。

このように行動は大切なステップですが、「しなければならない」と考えるようなものではありません。思考と感情のエネルギーが作り出しているものに自然に出会えるようになります。

椅子に座ってイメージをしていると、ほしいものが現われるというわけではありません。でも、ほしいと思っているものに思考と感情のエネルギーを向けたとき、何らかの行動をしたくなります。そのときに「背中を押された」ことを見逃さないことが大事ですね。

そして常に感情のガイドに注意を向けてください。

ある行動に対しネガティブな感情が現われるなら、それはネガティブな行動であり、これから起こそうとする行動を考えたときにポジティブな感情を感じるなら、それはほしいものへと導く行動になります。

■行動は大事？

Q…わくわくする行動をしていれば、お金も引き寄せることができると思っていましたが、数年間の生活費の借金は高額になり、とても不安になり、倒れてしまうことが何度もありました。ネガティブな何かを引き寄せているということでしょうか？　いままでは、この経験から自分にプレッシャーを与えてしまっている感じがします。自分に必要なだけの収入を引き寄せるには、わくわくする行動と何が必要なのでしょうか？

＊

Q…自分の望むものが明確になったら、次は計画をたてて行動が必要と思っているのですが、「その方法、プロセス、道のりはすべて法則に任せる必要があります」ということはどのように計画をたてて行動に移したらいいのかがよくわかりません。自分でどう行動したらいいかを考えることは、遠ざけてしまうことなのでしょうか？　うまく、言えないのですが、計画、行動はどうしたらいいのかご指導をお願いします。

＊

Q…行動を無理に起こすのではなく、自然な形で……とアドバイスいただいておりますが、目標を設定したら、次は計画をたて、実行する、というパターンでいままでやってきました。しかし、今回の自然に！　という部分でいままで自分がとっているやり方が間違いだったのかな？　と感じました。計画をたてて行動する部分はどのように考えたらいいのでしょうか？

A…一般的には「計画をたて、行動をしなければ成功はしない」という考えがあります。また計画のない人生はうまくいかないとも言います。

でも、そのために「形だけ」の計画をし、そして「形だけ」の行動をしている方が多く、一生懸命にその計画に従わなければいけないと思い、自分にムチを打っている方が多いのも事実です。

そしてムチを打っているとどうでしょうか？　幸せを感じるでしょうか？　ポジティブを引き寄せていると言えるでしょうか？　この自問自答が大切になってきます。

「不安がある」「倒れてしまう」「プレッシャーを感じる」「借金がある」ということに意識を向けるなら、その状態から抜けることが難しくなってきます。すぐにはポジティブにはなれないこともありますが、自分に「不安だけど安心を選ぶ」「これまで何度も倒れたけど毎回ちゃんと起き上がっている」「プレッシャーを感じるけどリラックスを選ぶ」「借金はあるけど、すぐに自由になる」というように考えの向きをじわじわと変えていくことができます。

そしてその考えに慣れてきたら、「安心感が嬉しい！」「健康でいることがありがたい！」「開放感がなんともいえない！」「経済的に自由だ！」というようにまたまた思考のハンドルを自ら握って方向を変えます。

また、「わくわくした行動」だけでは、足りないものがあります。それには信じることと期待感がさらに必要です。何かが欲しいと思っているときに、それが実際に手に入っていると感じること、またそれが流れ込んできていると期待することが大事です。行動そのものがたとえ「わくわく」であっても、たとえばお金が入ってくることに疑問を持つならば、いくら行動だけがわくわくしていても、どこかで「でもね……」という考えが忍び寄ってきます。

そのため、**まずは思考と感情を育てること**が先です。

そうしなければ、一生懸命に取った行動はエネルギー不足になり、せっかく「想像」したものが引っ込んでしまいます……。

意識が想像したものはすぐに創造されます。でも、それが手元に届くためには感情の力(燃料)が必要なのです。その燃料がポジティブであれば欲しいものは現われ、ネガティブであれば欲しくないものが現われます。現われるスピードを計算するには「思考＋感情」を考えればいいのです。

考えれば考えるほど、感じれば感じるほど早く現われます。ですから行動だけでは不十分なのです。

計画についても同じです。計画をたてるときの「期待感」を見る必要があります。何を思って計画をたてるでしょうか？　「しなければならない」という思いはあるでしょうか？　「しなければならない」というのは無理をしていることであり、ネガティブに働きます。

逆に、楽しい計画ならそれは法則で言う「イメージを膨らませる」ことになり、それならば感情もパワーを得て、創造の土台となります。

たとえば、海外に旅行に行きたいと思っている場合、すでに行けることを想像し、パスポートを取る計画、スーツケースや衣類などを準備する計画、留守中のことを誰かにお願いする計画、などなど、心が喜びの期待感を持たせるような計画は大きな力となります。

このような意味では「計画の達人」もいます。そのような方は計画をたてている最中にすでにわくわくしていて、ほしいものが入ってくることをすでに信じて、期待感でいっぱいになっています。たとえ誰かに「無理だよ」って言われても、その言葉に意識を向けず、そして自分が信じていることから目をそらさずに、楽しみという期待感を持続させています。そして見事にほしいものを手に入れています。

もしあなたがそのような人であれば、すばらしい計画をたて、すでにその計画の実りを見ているでしょう。そうであれば、ぜひそのまま続けてください。

逆に、お金を得るための計画として、より働かなければいけない、もっと売らなければいけない、我慢をして貯金をしなければいけない、というような計画は、楽しみが「いま」にないため、マイナスに働いてしまいます。

もしあなたが、いままで計画をたてることが大事だと考え、計画をたててきているのに、目の前にそのほしい結果が現われていないなら、計画をたてることを法則にゆだね、自然の流れに任せましょう。

もうひとつ覚えておいて欲しいことは、私たちが計画をたてるときに「予想」していることはすべて過去の自分や周りの体験を元にしています。そのため自分が思っている「現実的」方法だけを考えてしまい、自分が考えている「非現実」なものは受けつけません。

でも、宇宙《ユニバース》の力、そして知恵は私たちが体験しているものをはるかに超えています。そして私たちが「ほしい」と思っているものを最も早く、そして最も確実に届ける方法を選んできます。私たちが気づかない一番よい方法を使って届けてくれます。

宇宙にそれを任せずに、自分が決めた計画だけに頼るなら、結果が現われるまで時間がかかることがあります。そして、時間がかかり、なかなか現われないことにがっかりしてネガティブな感情が生まれるなら、さらにほしいものは遠ざかってしまいます……。

ですから「この方法で欲しい」と思うのではなく「これがくる」という思いを信じることが大事です。

方法は法則に任せましょう。一番の達人ですから。

そして「行動をうながす」何かに気づいたときに自然に行動をしてくださいね。

■最悪の状態を想定？

Q…前から、何となく考えていた疑問なのですが、よくビジネスでは、最悪の状態を想定して、対策を立てておけば、実際には、最悪の事態は起こらない。最悪の状態を考えないと、その事態が、起きて、あわてることになる、というような、話を聞いたことがあります。

このことは、引き寄せの法則とは、矛盾する気もするのですが、どうでしょうか。

A…この考え方はビジネスだけではなく、一般的にもよくあるものですよね。実際に私も以前そのように考えていました。「期待したら、その期待は裏切られる」という考えを持っている方も多いですよね。

では法則としてはどうでしょうか？

一言で言うなら、質問の文章の考え方そのものが引き寄せになってしまいます。「最悪の状態を想定して、対策を立てておけば、実際には、最悪の事態は起こらない。最悪の状態を考えないと、その事態が、起きて、あわてることになる」。その考えを信じていればそのとおりになります。それが引き寄せの法則ですから……。

イメージをするだけではその状況が入ってくる力はまだ微量ですが、そのイメージに感情が注ぎ込まれることで引き寄せの力が増してきますよね。

ですから、もし最悪の状況を想像し、それが本当に起きると思い、それに恐れや不安などの感情が入るならば、その恐れている状況が引き寄せられます。

でも上記の言葉を信じ、「最悪の状況を考えたから大丈夫」という感情が動き出すなら、ネガティブな感情は少なくなり、逆に安心感が生まれることもあります。

信じている事柄にはそれだけのエネルギーが強く働きます。そしてその分現実になるわけですから上記の理論を信じていれば法則的にその状況が引き寄せられます。

そうであれば、もちろん「じゃ、最悪の状態を想定して対策を立て、実際には、最悪の事態は起こらないと信じておけば、最悪な状況は起きないのね」と思い、最悪な状況を避けるためにこの考えを持ち続けようとするかもしれませんね。

でも、考えてみてください。

望んでいることは「最悪な状況が起きないこと」ではなく、「最高最良の状況」が起きることではないでしょうか?

最良の状況が訪れる流れがもっとも自然なエネルギーの流れであるのに、「最悪に備えること」を考えることでもっと良い状況が入ってくることに抵抗していることになります。

この抵抗が一番もったいないですよね!

でも、多くの方がこの抵抗を日々、無意識にしています。そして苦しいながらも必死に頑張っている人も本当に大勢います。最悪な状況に抵抗することに創造の力を使わずに、もっともっと素晴らしい状況を、自分の人生に注ぎ込むことにぜひ創造の力を発揮させて欲しいと思います。

■周りの影響は強い？

Q…たとえば、悲しい歌を聴いたり、怒りをニュースや小説など、ネガティブな刺激に触れることは、良くないことなのでしょうか？　このようなとき、私も同じようにこころを揺さぶられてしまうのですが、これでは私自身もネガティブを引き寄せてしまうことになるのでしょうか？　また、逆境にある他人の辛い話を聞くことや、そのような話を聞いていて、私自身が同情を覚えてしまうことも良くないことなのでしょうか？

＊

Q…たとえば、身近な人が「精神疾患」（精神に限りませんが）と長いこと闘っているとき、その緩解を引き寄せることも可能なのでしょうか？　相手の存在が自分にとって近くに感じられるほど、ネガティブな思いは見事に反映されてしまう、というのは真実なのでしょうか？

A…この二つの質問は似ていますので、一緒にお答えしますね。

一言で返事をするなら「**はい。影響を受け、引き寄せます**」になります。

でも、そのなかにはいろいろな様相が含まれますので、少し説明をしますね。

まず、ネガティブな情報を聞いている時間、またはネガティブな環境にいる時間が短く、同情をしないなら、それに関するネガティブを引き寄せる可能性はほとんどありません。引き寄せの一番の要因となるのは、そのネガティブな状況にあなたがどれだけ影響をされているかになります。

もし、悲しい歌を聴きながら、その歌によって思い出される辛い過去や場面に浸り、「悲しい……」という思いでいるなら、悲しい思いをさらに引き寄せることになります。悲しい思いに浸るということは、現状が楽しくない可能性があります。もし、現在の生活が楽しいものならば、悲しい歌を聴いたとしても悲しい気持ちにはなりません。

ですので、聞いているときのその人のこころの状態に大きく影響してしまいます。

以前にも書きましたが、引き寄せの法則には「時差」があります。その時差のおかげで私たちがたとえネガティブな環境にいて、そのネガティブについて考えたとしても、そのネガティブをすぐには作り出すということはありません。

ようするに「考えと感情を変える時間」が与えられています。

もしネガティブな考えと感情にそのまま浸るなら、そのネガティブを引き寄せる可能性は高くなります。でも、すぐに切り替えができ、考えと感情をポジティブ（またはよりよい感情）に変えることができるなら、そのネガティブを引き寄せる可能性はなくなります。

ただ、そのネガティブな環境に頻繁に浸るなら、それを引き寄せる可能性はもちろん高くなる可能性はあります。これには個人差があり、まったく平気で悲しい歌を聴いたり、辛いニュースを見たり、悲しいまたは怖い映画を見たり、そのような小説を読んだりできる人もいます。

役者さんもそうですよね。台本に合わせて自分がその役になりきる必要がありますね。このような場合も同じで、その状況にどれくらい影響されやすいかにかかってきます。役者さんの多くは「役作り」をしていることを意識しています。そのため、その環境から離れたら「自分に戻り」ます。そしてその自分が本当の自分であると受け入れていますので「本当の自分」が引き寄せの力を動かしています。

でも、もしその役になりきり、それが「いき過ぎて」、その考えから抜けることができず、その「役」そのものに影響されてしまうなら、もちろんその「役になった自分」がさまざまな引き寄せをしてしまいます。

テレビや映画などを見ることも同じです。見るたびに「あ〜、またこんなことが起きている！」「なんでこんなことをするんだろう〜」といつも思いながら、その瞬間を同情心で「受け入れて」しまうなら、その回数が増えれば増えるほど、似た状況が作り出されます。そして「やっぱり世の中は怖い」と思い、その思いを納得させる場面をさらに見ることになります。

ニュースなどの影響について書くなら、とても長くなってしまいますが（すでに長い回答ですね）、私自身は極力ニュースは見ないようにしています。すると面白いことに「私に必要」なニュースは誰かが話してくれます。そして「個人的に必要でない」ものには意識を向けることがなくなり、「世の中の悲しみ」に浸ることがなくなりました。

これは決して世の中の出来事を無視しているわけではなく、これ以上世界に対してもネガティブな引き寄せをするのではなく、ポジティブに意識を向け、プラスとなる喜びの引き寄せに注意を向けたいからです。

周りにいつも悲しんでいる人、いつも否定的な人、心身の病で悩んでいる人が近くにいる場合も同じです。「あなたが」どれだけその影響を受け「一緒になってネガティブになる」かによって引き寄せるものが変わってきます。

他人は他人、自分は自分と思い、自分の思考と感情をしっかり守ることができるなら大丈夫でしょう。

すべては「あなた」の信じていることにかかってきます。

現状の環境を見て、いつも一緒に嘆いているなら、その状況を「共同作業」でさらに引き寄せてしまいます。でも、「私の引き寄せの力の方が強い！」という思いでポジティブを作り出すことに喜びを感じることができるなら、その状況はあなたの力だけででも大きく変わってきます。

これは特に重い病をかかえている家族をお持ちの方、医者、看護婦など医療の現場にいる方々、そしてさまざまなセラピーをされている方々に注意をしてほしいことです。毎日お会いする患者さんそしてクライエントさんのなかには重いネガティブをかかえている方もいらっしゃいますよね。

そのような方々の影響を受けることなく、いつも「私」という自分の存在に注意を向けて欲しいと思います。

ネガティブな環境から「意識を抜く」こと、喜びを感じさせる場面を探し、さらに作り出すこと、これがとても大事です。

よく言われる「ストレス解消」がうまい人は周りの影響を引きずりませんので、影響されたネガティブを引き寄せることがありません。ですので、喜び、楽しさといったポジティブを感じさせる場面を意識的に作ることが大事です。

ネガティブな場面を避けることができないのならば、それよりも多くポジティブな場面を想像しましょう。

楽しいことを探し、その時間を増やしましょう。同情をしてしまう自分を意識しましょう。そして、相手の世界は相手のものであることを受け入れましょう。

自分の世界は自分で作り出すものです。

意識的に望む世界を作りましょう。

そうすることによって、あなたはあなたの周りの人たちの素晴らしいお手本となることができます。

■赤ちゃんも引き寄せることができますか?

Q…子どもが欲しいというような目的でも引き寄せられますか? よく子どもは授かりものであるとか、自分の意識とは関係なく子どもが選んで産まれてくるかのように言われてますが、そういう神の領域のような願いも引き寄せられるのでしょうか?

A…そうですね。私たちは誕生前に親を選んで産まれてくると言われますね。そうであれば、産まれる前から意識があり、親を引き寄せていることにもなります。

引き寄せの法則は「似たもの同士」を引き寄せます。ですからネガティブなエネルギーを発するならネガティブを引き寄せ、ポジティブを発するならポジティブを引き寄せますね。

生命もエネルギーです。

思考、感情はもちろんエネルギーですが、私たち一人ひとりの身体そのものもエネルギーです。ではこの二つの考えを組み合わせてみましょうね。

似たもの同士が引き寄せられる。

親になりたいと思っている人は、赤ちゃんを腕に抱き、世話をし、一緒に楽しんでいるイメージをいっぱい発します。そうするとそのイメージに同感したエネルギー（生命）が引き寄せられます。お互いに同じ状況を選んでいるのです。

パートナーを探すときと同じです。

お互いが「欲しい」と思っているものの波動《ウェイブ》が一致したときに引き寄せ合います。

赤ちゃんが欲しいと思っている人は、ぜひこれから産まれてきたいと思っている生命のエネルギーたちに「宣伝」をしてください。

「私はこのような親子関係を望んでいます」

「一緒に楽しい時間をいっぱい過ごしましょうね」

「あなたをこころから望み、対面できるときを喜びをもって待っています」

大事なことは「でも無理かも……」と思わないことです。

誕生前のエネルギーは「このような親の元で産まれたい」と思い、自分が理想としている考えと感情の波動を出している親を選びます。

これは共同作業です。

お互いに引き寄せ合っているのです。

赤ちゃんをほしいと思っているならポジティブなエネルギーをいっぱい送り出してください。ネガティブが入り込む隙間を与えないことです。そうすれば、そのエネルギーに一番合ったエネルギーが引き寄せられます。

もうひとつ。すべてがエネルギーであれば、神もエネルギーです。

人間は神の形に創造されたと言われますね。同じ形で創造された人間もすべて創造者です。人間に与えられたもっとも素晴らしいプレゼントがこの創造の力です。そして考え、感じる自由を与えられています。

感謝の気持ちを常に持ち、愛のある創造をしたいですね。

■不安な感情が消えるのが怖い

Q…不安な感情がなくなるのがこわい。不安な感情がなくなって明るい気持ちがもてるのか自信がないんです。こんなときはどうしたらよいですか？

A…不安の気持ちをなくすことが怖いと思う方は実は少なくないのです。そのことに気づかれたということは大きな一歩ですよ！

気づかないまま、無意識に「恐れ」を感じ続けていて、なぜポジティブな考えや感情が続かないのかに悩んでいる方々も多くいます。

このようなときに役立つのがＥＦＴです。

恐れは何らかの過去の体験から生まれてしまったものです。大きなトラウマとして残ってしまったかもしれないし、はじめは小さな体験だったかもしれません。

小さな体験から生まれた恐怖は、次なる小さな恐怖を引き寄せ、それがまた次の引き寄せをし、そして少しづつ恐怖が重なって大きくなり、定着しているかのように感じます。

これはすべての感情にも言えることです。

ネガティブでもポジティブでも同じであり、持ち続ける感情はそれに似た感情を引き寄せていきます。

ポジティブなものであればもちろん嬉しいのですが、ネガティブであれば厄介ですよね……。それに気づかないでいればなおさらです。

ＥＦＴは欲しくないネガティブな考えや感情を取り除くツールです。ＥＦＴそのものはとても即効性があり、効果的なものですが、このツールを法則の考えに基づいて使うときにその力が増してきます。

セットアップ・フレーズを自分なりに考え、気づいている問題点を言葉にし、その後に理想の状況を言いますが、思っている通りにそのまま自分の言葉で言います。これだけでも、これまでの流れが変わってきます（ただし、抱えている問題が大きなトラウマと関係していると思う場合は必ず専門家に相談なさってくださいね！）。

ご質問を元にセットアップ・フレーズを作ってみます。

「不安な感情がなくなるのがこわくて、不安な感情がなくなって明るい気持ちがもてるのかに自信がないけれど、そのことにいま気づいていることを感謝します。これからはその感謝の気持ちをもっと引き寄せながら、不安や恐れがどんどん遠ざかり、自然の流れのままに安心感と喜びを引き寄せることを選びます」

セットアップのほかにリマインダーというフレーズを使い、言葉と同時にツボをタッピングしていきます。EFTを使用される場合は、注意点もしっかり守った上で使用することを忘れないでください。

不安や恐れは自然の感情ではないということをまず受け入れてください。いまはそれを失くすことも恐れているのですから、自然なものに対して大きな抵抗をしていますよね。過去または現在の何かに向き合いたくない自分がいるのかもしれません。向き合うのが怖いのかもしれません。この場合もいきなり向き合う必要はなく少しづつネガティブを取り除き、ポジティブが入ってこれる隙間を作り出すことからはじめたら良いのです。そうすることでその隙間は少しずつ広がり、より多くのポジティブが流れ込んできます。自然なものがもっとも心地の良いものです。そして安心できるものです。安心という気持ちも自然なものですから。

無理をして恐怖心から喜びへと大きくジャンプをする必要はありません。少しずつ喜びに向かう階段を登りはじめたら良いのです。

はじめは小さなステップかもしれないけれど、その一歩を自分の足で踏んだことを認め、感謝をしてください。そして次のステップと、一段ずつ登っていけばいいのです。登っている自分に気づき、褒めてあげてください。そしてたとえ段を降りることが途中にあっても、決して自分を責めないでくださいね。それよりも励ましましょう！　それをくり返すごとにステップを踏む力が引き寄せられ、どんどん「足」の力が増してきます。

前にも書きましたが、小さな努力は次の努力を引き寄せます。

それを信じて、赤ちゃんの一歩でも良いのでスタートしてくださいね。

そうしたら、いつの間にか大きなステップをスキップしながら踏んでいる自分がいることに気づくようになりますよ！

■五歳の息子は雨男？

Q…五歳の息子は俗に言う「雨男」です。たとえば、運動会の日は（大雨だったら延期になったのに）中途半端な小雨のため決行され、途中何度もザーーッと降り出しては中断し、という寒くてかわいそうな運動会。

遠足は秋に引き続き、この春も、遠足前後はずーっと良いお天気なのに「その日だけ」見事に雨でした。梅雨時ならともかく、こんなに晴天が続いているので天気の心配なんてしていなかったし、前日の夜「明日は雨らしい」と教えられても（いままでは「私はついてない」と思っていたから、本当についてなかっただけでいまは法則に気づいたから大丈夫と信じて）息子に「遠足を楽しんでいる姿をイメージしてワクワクしながら待っていたら絶対に遠足に行けるからね」と言って、私も一緒に良いイメージを持ちながら迎えたんですが……。

息子は本来とても感受性豊かで思いやりのある優しい子どもですが、甘えたい気持ちが人並み外れて強く、しかも気難しくてあまりにも手がかかるので、私が一時期マイナスの言葉ばかりかけてしまっていたから、自分はダメだと思っているのかも、と感じるときがあります。アドバイスをいただけませんでしょうか。

A…お天気のようなものの場合は、一人の影響ではなく集団での引き寄せが関係してきますので、息子さんが「雨男」とはいえないと思いますよ。「遠足はいつも雨だよね」と感じている家族は何軒もあるでしょうから、その影響も大きいでしょう。

それでも、私の経験上、一時的に雨が止むという引き寄せをしたことは何度もあります。（建物から駐車場にいくまで、など）このような場合は、「目的」が達成された瞬間に雨がまたザーッと降りはじめました。

息子さんはまだ五歳なので、これからどのような方向にでも伸びていく柔軟性がありますから、ここで大切なのはお母さん、そして家族のみなさんが作り出す環境です。そのなかでもお母さんの影響が大きいのは言うまでもありませんが、それを逆に意識しすぎるためにマイナスなエネルギーを作り出さないようにしてほしいと思います。

いまの時代の子どもは特に感受性が豊かです。そのように生まれてきているのです。現代の子どもたちは大人である私たちに多くの学びを与えています。自然体であることの大切さもそのなかに含まれており、「正しい」ことを言動で教えているにもかかわらず、聞く耳をもった大人がまだ少ないようです。

私たち人間は喜びを感じるために生まれてきていることを意識して、子どもたちの様子をじっくり観察するなら、そこから人生のヒントをたくさんいただけます。お母さんのペースではなく、しばらくお子さんのペースで過ごしてみてください。

そして言葉がとても大事であることは言うまでもありません。自分が言われてショックを受けるような言葉は、子どもはもっとショックを受けるのだと常に意識してほしいと思います。大人がストレスを感じているからといって、子どもたちがその犠牲になっていてはいけませんよね?

「小さな子どもだから言葉の意味は解っていないし、すぐに忘れるだろう」と決して思わないでください。子どもたちは、私たち大人以上に、その言葉だけではなくそこに含まれている感情を受け入れます。そしてたとえその出来事や言葉を具体的に覚えていなくても、その体験はずっと記憶のなかにインプットされたままです。

お母さんが落ち着いて、こころの余裕を持って毎日を過ごすようになれば、特別なことをしなくても子どもは落ち着いてきますよ。子どもは親の鏡だと言われているけれど、そのとおりです。なってほしい人間のお手本を見せてあげてください。

子どもは真似っこの名人であることがすぐにわかりますよ。

おわりに

■人生の目的は喜び

あなたは自分の人生をどのように見ていますか？　人生そのものに目的があると思いますか？　ただ毎日を過ごし、一日一日を終えるだけのものだと思いますか？　二〇世紀から二一世紀に入り、この時代は多くの進歩を成し遂げています。五〇年前と、いや二〇年前と比べても、私たちの周りには時間をセーブできるような便利なアイテムが次から次に増え、情報も私たちの子ども時代から考えたら想像もしなかった速さで伝達されるようになりました。

パソコンや携帯電話を考えただけでも、すごい速さで一般の家庭に入り、いまでは誰もが簡単に使える日常的なアイテムになっています。洗濯機も手洗いをしていた時代から考えると、機械が服を洗ってくれるだけでも助かっていたのが、絞る機能が加えられ、いまでは乾燥までしてくれるようになっています。便利な道具がこれだけ増えている理由は、私たち人間が少しでも時間のロスをなくし、二四時間という時間を有効に使えるようになるためです。

これだけ便利な道具が増え、その分時間を有効に使えるはずですが、あなたはいかがでしょうか？　あなたの周りには、あなたの人生をプラスにするお助け道具がたくさんあることに気づいていますか？　便利な道具が毎年増えているにもかかわらず、本当のよい意味でそれらを有効に使っている人は少ないように思います。もちろん、パソコンを毎日使っているかもしれず、携帯電話も欠かさず持ち歩いているでしょう。でも、それらの機械としての機能だけでなく、人生という時間をもっと有効に使えるものとしての役割について考えることはありますか？

そもそも人生そのものについて考えたことはあるでしょうか？　あなたは親が勝手に生んだ存在でしょうか？　何の目的もなく、ただ生きているだけだと思いますか？　パソコンや携帯を使いこなすだけの頭脳を持って生まれたあなたは意味のない存在でしょうか？

テクノロジーは毎分進化しています。人間にはその進化を続ける役割が与えられているのです。あなたがたとえハイテクの技術を理解していない人であっても、毎秒この世界に大きな貢献をしているのです。それはあなたが望んでいるものを想像するたびにこの世界が進化しているということです。

あなたが望むものが何であっても、それをあなたが想像したら、すぐにエネルギーが作り出されます。そしてそのエネルギーは同じようなものを望んでいる人々のエネルギーと合体し、どんどん大きくなっていきます。ちょっと想像してください。あなたが「このようなことができるアイテムがあったらよいなぁ」と想像します。どのような形になるかはわかっていないにしても、それがあれば便利だと感じます。そのアイテムをAと名づけましょう。

あなたが望んだAというアイテムはあなたが想像した時点でエネルギーの形を取り、宇宙という「創造庫」に送られます。この創造庫には幾万もの創造機があり、それぞれに毎秒いくつものエネルギーの「部品」が送られてきます。これらの部品というのが、あなたのように想像をした人々から送られてきているエネルギーです。これらのエネルギー部品は似ているもの同士で引き合い、それぞれの「創造機」に集められます。

集められたエネルギーの部品はひとつの形となるだけのエネルギーが集まるまで、集め続けられ、やがて数多くの人が望むアイテムへと創造されます。そして創造されたアイテムは次にそのアイテムを受け入れる波動《ウェイブ》を出している人と引き合い、その人はインスピレーションとして受け取り、実際にこの地上で製造される段階へと入ります。

このように私たちは地球だけではなく、宇宙全体の進化に貢献をしているのです。「あったらいいなぁ」と考えたものがはじめになかったなら、この地球上に存在するものは何もありません。目に見えるかたちで何もしていないかのように見えても、私たち一人ひとりの考えがいまの現実を作り出しているのです。

このように**あなたは自分のことを考えたことがありますか？**　人生そのものに目的があると考えたことがあるでしょうか？　私たちはなぜ「何かほしい」と思うのでしょうか？　それはより生活を楽にするため、そしてそこから多くの喜びを感じるためです。子どもたちの様子を見てもわかるように、最も自然な形が喜びです。私たちはその喜びを感じたいと想い、ここに誕生しています。どのような状況や環境に生まれても、そこから喜びを見出すことができる存在であることをすでに知っていて、自ら選んで生まれてきています。

たとえどのような障害があっても、そこから立ち上がり、喜びを作り出せるのが人間のすばらしい自然の力です。でもほとんどの人がこのことに気づかずに一日一日をただ過ごし、「乗り切ろう」としています。あなたはどうですか？　あなたは自分には生きる目的があると思いますか？

目的と考えたときに、成功することや、家庭を作ること、ほしいものを手に入れることなど、目に見えるものを得ることが目的のように理解していませんか？　でも、本当の目的は何でしょう？　成功をしたとき、家族を手に入れたとき、ほしいものが現われたとき、そのことだけが目的でしょうか？　それぞれのものがただ手に入ることだけが目的ではなく、それらが入ってきたときに感じる喜びが実際の目的ではないでしょうか？

成功をし、家族があり、すばらしい家そして高価な車を手に入れても、それで喜びを感じていなければ目的を果たしたとは思えないでしょう。そして満足感を感じることもなく、ただむなしさを感じ、次の物質目的をさらに求めるようになります。目に見えるものを得ることで満足と勘違いをし、そのものが与える喜びを見過ごしてしまうようになり、結果として次から次に新しい目的を探します。

何かがほしいと思ったときの真の目的が喜びであることを気づいたときに、本当にその喜びを感じさせるものが引き寄せられます。いますでに持っているものに喜びを感じはじめたときに、さらなる喜びを感じさせるものが引き寄せられ、そのサイクルは幾度もくり返されることになり、気づいたときには喜びを感じるものに囲まれていることになります。

何かがほしいと思ったとき、まずそれはなぜほしいのだろうと考えましょう。成功がほしいですか？　なぜですか？　それは多くの富を手に入れるためですか？　多くの人から認めてもらいたいからでしょうか？　では、多くの富を手に入れ、多くの人に認めてもらったらどのように感じますか？　さらに、富を求め、さらに多くの人に認めてもらいたいと懸命に働きますか？　それとも、手に入れたものを喜び、満足をしますか？

一度手に入れたもので満足をしてしまったら、そこから進歩がないと勘違いしがちですが、法則ではそうではありません。満足をし、喜びを感じるなら、その喜びを感じさせるものは引き続き引き寄せられます。

人生の目的は喜びです。これはもっとも自然な状態なのです。もっとも自然な状態にエネルギーは自由にそして力強く流れます。でも、その喜びの波動にチャンネルを合わせていなければ、宇宙が送っているシグナルをキャッチすることはできないのです。あなたが喜びを感じさせるものを引き寄せるには、いまこの時点で喜びを探し、感じることが大事です。

わずかなところからでかまいません。十円玉を見つけたら喜んでください。何かの割引券をいただいたら喜んでください。コーヒーをおごってもらったなら喜んでください。プレゼントをもらったら大きく喜んでください。そして、もっと喜びを感じたいと自分に語りかけてください。

■喜びはシェアするもの

引き寄せの法則のなかにはシェアする「分かち合いの法則」があります。分かち合うことによってさらに喜びは倍増し、より大きな喜びをもたらすものが引き寄せられます。成功をすることで喜びを感じると思っているなら、成功のためのプランを立てるよりも先に、その成功がもたらす喜びを前もって感じることです。その感情を十分に味わいながらプランを立てて下さい。そして成功そのものだけではなく、成功したことで何が喜びとなるのか、誰と喜び合うのかなど、具体的にイメージをしてください。喜びそのものは一人で感じるものではありません。一人で喜んでいたのではその喜びは持続できないものです。

喜びを誰かと分かち合う、これもぜひプランのなかに入れてください。そして可能ならその人にそのことを伝えましょう。一人でエネルギーを作るよりは、二人でエネルギーを共同作業して作り出したほうが数倍もの引き寄せが得られます。そして言うまでもなくその人数が増えれば増えるほど、エネルギーは集まり、強くなり、引き寄せたいものが早く現実になります。

「分かち合いの法則」はそこで終わりません。分かち合うというのはただたんに身近な人とは限りません。私たちは自分が持っているものや知識などを、多くの人と分かち合ったときにも、さらにすばらしい引き寄せがおこります。これは仕事などでも同じことです。もし、常に競争相手が気になり、どこかで競争に負けてしまうことを恐れているなら、実際にそのような状況を引き寄せる結果になることはもうおわかりですよね？　この点をアメリカや各国の成功者たちは知っていて、たとえ同じような「商品」売っているとしても、お互いの情報をシェアし合う仲間意識を持っています。

この「引き寄せの法則」がアメリカやイギリスで大きなブームになって以来、数多くの「引き寄せの法則」を教えている「先生」方はお互いを助け合っています。一人の人が新しい本を出版するとき、または新しい商品を販売するときに、そこで「競争しなければ」という意識ではなく、売り上げに協力をしようという動きが広まっています。実際に私もこの数ヶ月だけでも二〇以上の講座に出席したり出版物を購入しましたが、そのたびにすばらしい特典が付いてきました。

一人の有名な著者が新しい書籍を出版したとき、それを記念して三〇人以上の他の著名な著者たちが、無料セミナーやダウンロードできるe-book、または無料カウンセリングなどをボーナスとして提供しています。そしてその一つずつが「ごまかし」のものではなく、本当に価値のあるプレゼントばかりです。お互いに応援し合い、分かち合うことでより大きな実りがあることを彼らは知っているのです。これを新しい戦略というならそれでもかまいません。でも、そこにあるこころのこもったプレゼントを実際に体験するなら、それ以上のものが関係していることがわかるでしょう。

いまはシェアをし合う時代です。お互いが持っているものをシェアしたときにより大きな喜びが得られ、さらにすばらしい引き寄せを意識する時代です。より多くの人が喜びを感じるようになったときに、この地球上ではどのようなことが起きるか、想像してみてください。私たちお互いの想像の力をシェアし合うことですばらしい未来を創造することができるのです。

■本当のスピリチュアリティとは

私は日本の感覚で言うスピリチュアルには大きな勘違いがあるように感じています。この仕事をはじめてから数多くの「スピリチュアル」な人に出会いましたが、本当の意味のスピリチュアルを理解していない人が多いのに驚いています。

スピリチュアルとは何か不思議世界に浸り、霊を呼び寄せ、見えないものに執着するものでもなければ、その見えないものに支配されることでもありません。**スピリチュアルと**

は本当の自分を知ることです。そして外の見える世界での自分だけが存在しているのではなく、内なる、感じている自分がいることに気づくことだと思います。そしてさらに言うなら、内なる自分とはもっとも自然な自分であり、自然そのものとつながっていることを受け入れることだと思います。

自然とつながっているとどうなるのでしょう？　喜びを感じます。本当の自分に目覚め、より自然体を求めるようになります。これは自然食のみを食べるとか、自然の素材のもの以外は着ないとか、そのような物質的なことではありません。もちろんそれらは健康にはよいでしょう。でも、それだけに意識を向けていて、本当に喜びを感じているでしょうか？

本当にスピリチュアルな人は輝いて見えます。できるだけ冷静に、穏やかに、そして喜びを持って生活を送ることを意識しています。それなのに、日本ではスピリチュアルであると言いながらとても暗い、近寄りがたい顔とオーラを放っています。人生に喜びを感じていなければスピリチュアルとはいえません。これをぜひ覚えていてほしいと思います。

日本には「元気」というすばらしい言葉があります。この元気はエネルギー（気）の源（元）につながっているとき、私たちが「元気」を感じ、そして経験していることを表しています。

スピリチュアルであるということは「元気」であることです。誰かの教えにひたすら付いて行っているということではありません。また何かの宗教に入っているということでもありません。どのような状態であっても喜びを感じ「元気」であることです。そして愛があり、感謝をしていることです。

現在「引き寄せの法則」のメンターたちが声をそろえて進めていることがあります。それは瞑想です。瞑想といってもどこかのお寺に入って修行をすることではありません。瞑想の形はどのようにでも行なうことができます。時間も自由です。瞑想をするとは一人の静かな時間を取り、自分を知ることです。思考の語りを沈ませ、静かになることです。静かになったときに、はじめて本当の自分の声を聞くことができます。それだけではなく、静かに考えている時間はネガティブなものに意識を向けていません。その分自然のポジティブなエネルギーが自然に入ってきます。そして本当のあなたが望んでいる世界を創造する助けを力強く与えてくれます。

スピリチュアリティをもう一度見直してみてください。それはあなたと出会うことです。誰かと比べるものでもなければ、他の人に押し付けるものでもありません。あなたが自然体のあなたであることです。そしてすべてのことはあなた自身の力で現実になることを知ることです。

私たちはものや人に頼って、答えを得ようとします。でも、すべての答えは私たちのなかにあります。感情の役割を覚えていますか？　あなたが何か答えがほしいと思ったとき、あなたの内の宇宙なる声に耳を傾けてください。あなたの感情を通して答えが返ってきます。あなたはAかBのどちらかを選択しなければいけないとき、他の人に回答を求める前に自分に問いかけてください。ネガティブな感情が現われる方は選ばず、ポジティブを感じさせるほうを選びましょう。

忘れないでください。**あなた自身が本当に喜びを感じるものは、あなたにしかわかりません。**どんなにあなたのことを思っている人であっても、その人が感じることはその人のなかから湧き上がってくるものであり、あなたの喜びとは必ずしもつながっているものではないのです。もちろんアドバイスを経験者から得るのもよいでしょう。でもそれは情報を集めるためだけにしましょう。そして最終的な決定はあなた自身に問いかけ、自分を信じ、答えを出しましょう。

引き寄せの法則もＥＦＴも、どちらも自分自身に頼ることを教えています。あなたの人生を変える力はあなたのみにあるからです。そして素晴らしい力を誰もが持っています。それに気づくか気づかないかだけです。もし、あなたがまだ気づいていない人なら、ぜひこの機会に気づいてください。気づくだけでも大きな変化が現われます。そして少しでも望みの変化を見たなら、それを認め、喜んでください。喜びを感じたら、感謝をしましょう。

喜びと感謝を組み合わせたときに一気に大きな力が生まれます。そしてシェアしましょう。喜びを独り占めしないでください。より多くの人が喜べる機会をぜひ作ってください。たとえ最初は一人へのシェアであっても、やがてそこから数多くの人とその喜びがつながります。この地球が必要なのはこの喜びのエネルギーです。

あなたが喜びを感じること、そして人生に幸せを感じること、より多くのすばらしい引き寄せをすること、すべてはここからはじまります。喜びを感じることをいま見つけましょう。微笑みましょう！　笑いましょう！　踊りましょう！　楽しみましょう！　人生の目的に向かっているのをいま、この瞬間から感じ、歩き出しましょう。

あとがき

この本を書きながら、私にいくつもの変化がありました。

『神との対話』のニール・ドナルド・ウォルシュさんのセミナーに参加したとき、私は彼に一つの質問をしました。それは「多くの人はあなたの本を読み、そこにあるメッセージにしたがって生きたいと思っているけれど、それを難しいと感じている人はとても多いのです。どのようにしたらこの学びを自分のものできますか？」という質問でした。

それに対してニールさんは「他の人に教え、伝えることです。私もこの学びを自分のものにしたいからこのように皆さんに伝えているのです」と答えてくださいました。

私はブログを書いているときも、この本を書いている間も、ただ自然に想いのままに、感じたままに書いていています。そして多くの場合、自分が書いたものを読み返したときに、そこには自分自身に当てられたメッセージがあることに気づき、驚くこともあれば、感動して涙を流すこともあります。

私はいま、このように多くの方々にこのメッセージをシェアできることに本当に感謝しています。伝えれば伝えるほど、私自身の人生が大きく変わってきているからです。皆さんから寄せられる質問に答えさせてもらえるチャンスをとても感謝しています。解答をするたびに、また一つ「私」という存在に近づくことができるからです。

「いま」という時間を大切にしようと思えば思うほど、身近にいる人々、またEFTを通して出会えた素敵な人々に対して感謝の気持ちを日々感じています。いまの自分がいるのも本当に多くの方々からの支えがあったからです。その感謝は一生忘れることはありません。

でも、もう一人感謝しなければいけない人がいます。それは自分自身です。このように言うと、変に思う人もいるでしょう。でも、自分の周りに感謝すればするほど、喜びを感じれば感じるほど、その感情を受け入れている自分がいることに気づくのは大切なことです。

そして、自分という存在を大切にすればするほど、私は他の人々や状況にさらに感謝の気持ちをいだき、喜びを感じることができています。

自分の世界は、自分が中心であることを忘れないでくださいね。これは決してわがままになることでもなければ、自分が他の人より偉大であるということではありません。ただ、自分の世界のなかでは、誰よりも自分が一番大切な存在であることを受け入れることです。そこからすべてが始まります。

「私」という存在に喜びを感じるようになったとき、喜びを感じている人々が引き寄せられます。喜びを感じさせる人が傍に現われたときに喜びを感じるのではなく、あなたが喜びを感じたら、さらに喜びを感じさせる人が現われるのです。それが法則なのです。

自分を大切にすること、そこからすべてが始まります。そしてこれは他の誰にもできるものではありません。あなたを幸せにできるのはあなただけなのです。そしてその力は生まれる前からあなたに備わっているものです。このことをぜひ受け入れてほしいと思います。

今回もこのように引き寄せの法則そしてＥＦＴについて伝える機会が与えられ、感謝と喜びを感じながら、また一つ自分を好きになることができました。これは私にとってはとても貴重な宝となっています。同じように、あなたにもその感覚を受け入れていただきたいと思います。あなたという存在を大切にし、そして好きになってください。あなたという存在に感謝をしてください。そしてその喜びを他の人々にも伝えてください。

そうすることで、この世界には本当の喜びを感じている人々が一人また一人と増えていきます。そしてその状況を見て、私たちはさらに大きな喜びを感じるでしょう。自分を大切にし、他人にではなく、自分自身に喜びを見出せる人がこの世界に増えたらどうなるでしょうか？　わがままな人々でいっぱいになると思いますか？　いいえ。この世界は本物の喜びの意味を理解し、その喜びをさらに伝えたい、分かちたいという人々で溢れるようになります。

その世界を一緒にイメージし、喜びのエネルギーを注ぎ込み、「共同創造」しませんか？　ぜひ、そうしていただけることを願っています。まずは自分自身にこのメッセージを沁みこませ、そして多くの人々に伝えてください。伝える喜びをぜひ感じてください。私もこれからさらに多くの人々に伝えていきたいと思っています。そしてそれによってさらに多くの気づきへのチャンスをいただき、さらに喜びを感じたいと思います。

引き続き私からのメッセージはEFT-Japanのホームページ（http:www.eft-japan.com）やブログ「心にタッピング」（http://blogs.yahoo.co.jp/bdalampanjp）を通して伝えていきます。

EFT-Japanのホームページには EFTをより理解していただけるようにいくつかの資料を無料で提供しています。EFTの動作を伝える動画や、毎月行なわれている練習会のオーディオなど、EFTそして法則をより身近に感じられるツールを載せています。ぜひ、活用なさってください。そしてみんなでシェアしてください。

あなたが感じた喜びをどんどんサイトに知らせてください。あなたが喜びを感じたことで引き寄せたものについても、ぜひお知らせください。あなたからの報告を楽しみにしています！

忘れないでくださいね。すべてはあなたから始まります。どんなに小さな一歩も、確実に一歩です。その一歩を踏み出し、前へと進んでいる自分を認めてくださいね。そしてほめてあげてください。愛してあげてください。あなたの愛情を一番に欲しいと思っているのはあなたです。そしてその愛情を誰よりも大切にできるのもあなたです。

あなたにそして私に感謝を込めて

ブレンダ

ブレンダ（Brenda）
EFT-Japan代表。1999年に臨床催眠療法士としてセラピーの世界に入り、EFT-Japan代表として2004年より日本を中心に活動中。現在EFTそして引き寄せの法則を通して、より多くの日本人に「人生はすべて自分で創造している」また「問題・悩みは自分の力で簡単に解決できるものである」とのメッセージを配信している。すべての人には自然に備わっている力があり、誰にも依存することなく自らその力を発揮できることをより多くの方に伝えて行くことを人生の喜びとしている。

すべての望みを引き寄せる法則――夢を叶えるタッピング
2007年 9月20日　初版第1刷発行
2009年 4月10日　　　第9刷発行

著者――――ブレンダ
発行者―――神田　明
発行所―――株式会社 春秋社
〒101-0021　東京都千代田区外神田2-18-6
Tel　03-3255-9611
03-3255-9614
振替　00180-6-24861
http://www.shunjusha.co.jp/
デザイン――HOLON
印刷――――港北出版印刷株式会社
製本――――株式会社三水舎

ISBN 978-4-393-36492-5